蒲辅周家传中医录

蒲志孝　蒲永文　著

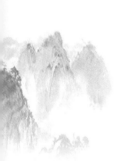
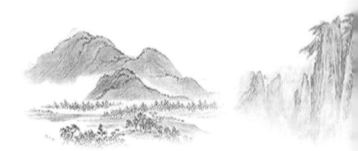

人民卫生出版社

图书在版编目（CIP）数据

蒲辅周家传中医录/蒲志孝,蒲永文著.—北京:人民卫生出版社,2018

ISBN 978-7-117-26275-0

Ⅰ.①蒲…　Ⅱ.①蒲…②蒲…　Ⅲ.①医案-汇编-中国-现代②医话-汇编-中国-现代　Ⅳ.①R249.7

中国版本图书馆 CIP 数据核字（2018）第 065764 号

| 人卫智网 | www.ipmph.com | 医学教育、学术、考试、健康，购书智慧智能综合服务平台 |
| 人卫官网 | www.pmph.com | 人卫官方资讯发布平台 |

蒲辅周家传中医录

著　　者：蒲志孝　蒲永文
出版发行：人民卫生出版社　（中继线 010-59780011）
地　　址：北京市朝阳区潘家园南里 19 号
邮　　编：100021
E - mail：pmph @ pmph.com
购书热线：010-59787592　　010-59787584　　010-65264830
印　　刷：北京铭成印刷有限公司
经　　销：新华书店
开　　本：710×1000　1/16　　印张：11　　插页：8
字　　数：180 千字
版　　次：2018 年 6 月第 1 版　2023 年 8 月第 1 版第 9 次印刷
标准书号：ISBN 978-7-117-26275-0/R · 26276
定　　价：52.00 元

打击盗版举报电话：010-59787491　E-mail：WQ @ pmph.com
（凡属印装质量问题请与本社市场营销中心联系退换）

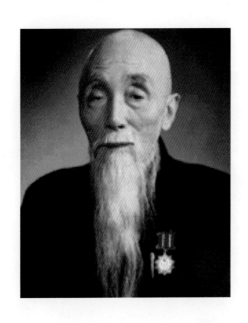

谨以此书敬献给我的父亲蒲辅周诞辰 130 周年

——蒲志孝

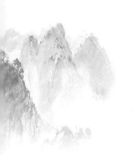

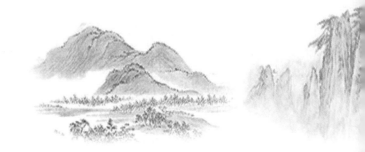

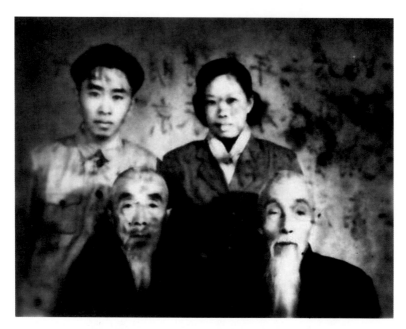

蒲志孝（后排左）与父（前排右）母及叔父合影

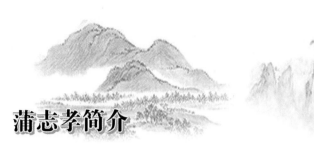

蒲志孝简介

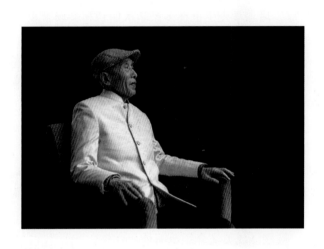

蒲志孝，男，汉族，1941年生，四川梓潼县人，中医主任医师，绵阳市首届十大名中医，蒲氏中医第四代传人，从事中医临床工作五十余年。历任梓潼县红十字医院院长、梓潼县中医院名誉院长、梓潼县医药卫生学会副理事长、梓潼县政协副主席、绵阳市人大代表、绵阳市政协常委、四川省青年中医学会理事、蒲辅周学术思想研究会会长。其业绩被收入《中国医学文库》《世界名人录》等书。主要著作有《蒲辅周医话》等。

他出生于中医世家，其曾祖蒲国祯、祖父蒲显聪（号仲思）皆为梓潼县名医，其父蒲辅周先生曾任中国中医研究院副院长、中南海门诊部中医组组长、国家科委中医专题委员会委员、第四届全国人大代表，周恩来总理曾评价蒲辅周先生是一位"高明医生，又懂辩证法"，被尊为中医界的一代宗师，是当代杰出的中医学家。蒲氏中医的学术思想和临床经验，丰富和发展了中医学，在近现代医学史上留下了光辉的一页。

蒲志孝擅长治疗内科急危重症，在治疗肿瘤、心脑血管病、肝炎、肾病、高血压、糖尿病、胃炎、类风湿、痛风、痤疮、黄褐斑、顽固性咳嗽、习惯性便秘等方面皆有其独到之处，往往药到病除，深得患者信赖，求治者遍及海内外。经蒲志孝改进的祖传验方"蒲氏益元胶囊"具有增强免疫功能，抗疲劳、抗衰老的作用，用于治疗黄褐斑、脱发、头发早白、贫血、肾虚、性功能减退、痛经、月经不调、习惯性感冒等疗效十分显著，被众多患者赞誉为"灵丹妙药"，该药获1997年全国保健医药学术研讨会突出贡献奖。"蒲氏中医网站"2002年建立，多年来为海内外患者提供了咨询和治疗，蒲志孝先生也在多家学术期刊和会议上发表论文，解析蒲氏中医的辨证施治。

1979年在《新中医》杂志第3期发表了《肝气、肝阳虚简论》，并被收入《中医年鉴》，该文从理论和实践两方面指出了"肝无虚寒证，亦无温补法"的观点是片面的，发展了中医脏腑学说。

1981年，为了更好地发扬其父蒲辅周先生的学术思想，他在《山东中医杂志》创刊号上开始发表《蒲辅周医话》，每期一篇，连载三年之久，中医界同仁认为《蒲辅周医话》与《蒲辅周医案》珠联璧合，是阐述蒲辅周先生学术思想的佳作。

2000年4月，出席"2000年生命科学及临床医学国际会议"，其论文《乙肝之我见》被翻译成英文介绍至海外。

2002年4月，出席"全国疑难杂症诊疗经验研讨会"，论文《益元散治疗黄褐斑疗效观察》被评为一等奖。

2004年11月，其论文《慢性乙型肝炎辨证论治的重新认识》，在第三届"国际传统医药大会"上被评为优秀论文，后被《中医杂志》发表。

蒲氏中医的理论体系是以《内经》《伤寒》为经，以后世各家学说为纬，并与几代人的临床实践相结合而成。其核心为辨证论治，因人、因时、因地制宜，一人一方，精准灵活。蒲志孝幼承家训，全面继承了其父蒲辅周先生的真传，并遵医圣张仲景"勤求古训，博采众方"之教诲，努力学习各家之长，且潜心学习现代医学，通过几十年的临床实践积累与总结，形成了独特的理论体系和辨证思维方法。

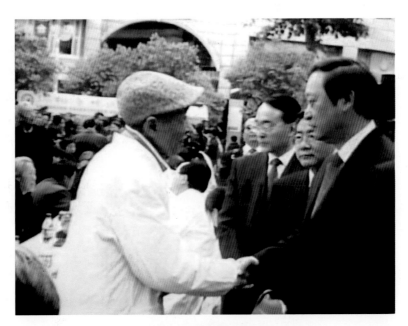

原卫生部副部长王国强接见义诊中的蒲志孝

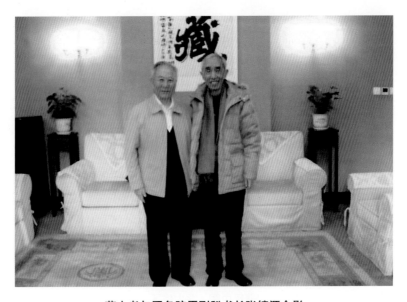

蒲志孝与国务院原副秘书长张镜源合影

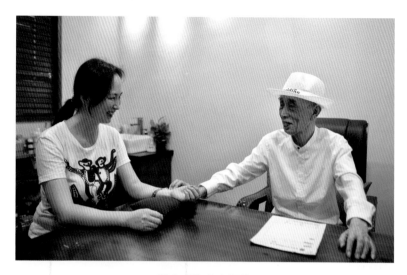

蒲志孝先生在门诊

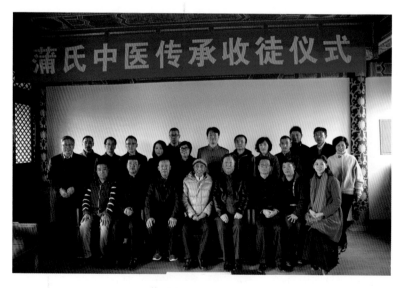

蒲氏中医　薪火传承

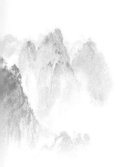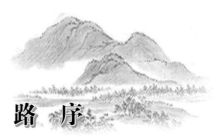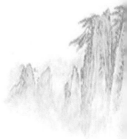

路 序

中医论著汗牛充栋，医经、医论、医案、医话、随笔、发挥，内容不同，形式各异，其宗旨皆为穷尽医理，精研方术，治病救人。古往今来，能以家传中医录撰著面世者，殊为难矣！

一代宗师，中医昆仑，蒲老辅周，名闻遐迩，蜚声中外。自其祖父蒲氏国桢先生为医，历三代传至辅周先生，厚积薄发，融伤寒、温病于一炉，集外感、内伤之大成，精通内科，兼涉妇儿，上医一国之总理，下救染疫之黎民，疗效卓著，四海共鸣。其治瘟疫之法，至今仍为传染病指南之参考。蒲老一生，不为良相，则为良医，以治病救人为己任，以临床疗效为指归，时时感念病家之性命相托，穷其一生，如履薄冰，不敢松懈，认真实践，勤于读书，时有心得，每有发挥，虽学富五车，因忙于诊务，无暇著书立说。至上世纪60年代，由其门生高辉远、薛伯寿等整理出版了《蒲辅周医案》《医疗经验集》，使蒲老的不少经验得以传世。

幸蒲老以降，其子志孝，专事岐黄，承继祖业，为蒲氏第四代传人。志孝幼承庭训，在自家医馆中，耳濡目染，每日见习父辈从制药到诊病。16岁即阅本草诵汤头。19岁高中毕业后，遵"易子而教"之规，拜梓潼名医陈新三为师。为打牢中医基础理论知识和临床辨证处置能力，蒲老常与陈师以书信往来的方式，制定或调整每年的学习计划，对志孝提出的问题也是每信必复，悉心指导。除此之外，蒲老每年还安排一定时间让志孝到京汇报学习心得，释难解惑，跟诊学习。在陈师和蒲老的双重关怀、带教下，待其结业入梓潼县医院中医科工作时，不但中医基本功扎实，而且还积累了一定的临证经验。因此，当其独立应诊时，已能很快上手，从容以对。

光阴荏苒，如今志孝先生业医已近60载，学验俱丰。其所撰《蒲辅周家传中医录》，为广大中医同道全面了解蒲老学术思想，提供了难得的资料。尤其是"蒲辅周医话"篇，乃对志孝耳提面命之作，内容涉及中医健康、疾病、治疗、预防、养生等内容，可谓蒲老切身感悟，学术之精华，弥足珍贵。是书与前二书合参，相得益彰，可为领略蒲老学术思想精髓之门径！

蒲氏中医，传承至今，已历百六十年，跨越三个世纪，其上崇《内》《难》经旨，以《伤寒》《金匮》为经，后世医家及家传经验为纬，去粗取精，疗效卓著，常常立竿见影，尤于危难急重险症大病，彰显其不凡功力。

该书第二部分，尚有志孝先生医论、医案，其中有对医理的探究，也有对经典医理的发微；医案部分尤其是对危重、疑难病的医治，无不显示出志孝先生深厚的临床功底及蒲氏中医辨证准、用药精、疗效好的特色，更昭示了"中医的生命力在于临床疗效"这一永恒的真理。

上世纪50年代，蒲辅周老在中医研究院广安门医院工作，而我就职于中央卫生部中医司技术指导科，故就中医学术问题与蒲老多有接触。1954年夏，河北冀中地区，洪灾过后突发"乙脑"疫情，经石家庄市"传染病医院"中、西医专家不懈努力，取得了接诊31例，无一死亡且很少留下后遗症的佳绩。由于在治疗过程中，中西医专家都有所参与，且分别使用了中西药物。因此，在到底是中医，还是西医起到了关键的作用这一问题上产生了重大分歧。卫生部派出包括我在内的三人工作组赴石市展开了第一次调查。我依据中医温病学说和自己对热性病的治验，以及所用西药均非治疗"乙脑"专用药这一基本事实，力倡中医药是取得佳绩的关键。为慎重起见，卫生部后来又先后两次派出专家组进行论证调研。经过三上三下，最终取得了"在对'乙脑'的治疗过程中，中医药起到了决定性的作用"的鉴定结果。天有不测风云，谁想1956年北京亦发生"乙脑"疫情，据"石家庄经验"初起疗效尚可，但不久却如失去"魔力"一般，小儿高热不退，焦急中人们甚至对石家庄"乙脑治验"的真实性产生怀疑。情急之下，卫生部特邀"老中医药专家"进行会诊。蒲老在仔细辨证，认真分析后指出，不是"石市经验"有假，而是两地"乙脑"证型有异。两地虽近，但天地人群毕竟不同，前者为暑温，后者为暑温夹湿。最后蒲老只在"白虎汤"中加入了一味健脾燥湿的"苍术"，四两拨千斤，使问题迎刃而解，尽显大师高超的技艺和风采。中医治疗"乙脑"的石家庄和北京经验，是新中国成立后，在党和人民政府领导下，面对重大疫情所取得的首战胜利，它有力地说明，中医不但善治"慢性病"而且善治"急症"；在重大疫情和卫生突发事件中，中医是一支不可或缺的生力军和中坚力量。

蒲氏中医世家，医术精良，薪火相传，不忘初心，矢志不渝，代有传人，功在千秋！

乐为之序！

广州医科 路志正

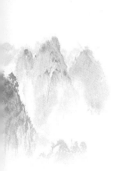
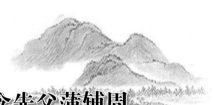

纪念先父蒲辅周

——认真读书、认真实践的一生

蒲志孝

一、不为良相，便为良医

先父于光绪十四年生于四川梓潼县城西北约五里的西溪沟。弟兄姊妹七人，父亲居长。当时全家主要生活来源仅靠祖父行医供给，家境比较贫寒。先父幼时上私塾，就不得不依靠祖母娘家（何家）负担。十五岁时，他开始随祖父学医，三年后而为开业医生。

先父早年在行医的同时，颇热心于社会福利事业。当时的梓潼地瘠民贫，老百姓一旦有了疾病，更是没奈何。于是他在 1935 年主办了让无钱的病者享受免费医疗的同济施医药社，后来又倡办了平民教养工厂。同济施医药社一直办至新中国成立，平民教养工厂因故中途倒闭。此外，乡里凡修桥补路诸事他也慷慨解囊，乐于牵头，至今犹为人所称道。与他同时代的薛中之老先生说："蒲老一生乐善好施，兴办慈善事业不少而又不居名位。"

但是，在旧社会里，单靠个人力量是不可能拯救广大人民的。先父曾经有过许多实干计划，如将西溪沟改旱地为水田，变荒山为果园，等等，虽经多方努力，仍不得实现。特别是当时征收"烂粮"一事，使他猛醒。所谓"烂粮"即无法征收的公粮，年复一年，数字也就越拖越大。原以为贫苦农民因天灾人祸，无力交纳，结果经他组织人力多方核查，才知大部分皆地主谎报，借以损公肥私，他决心秉公办理。不料此举竟遭士绅群起反对，威胁讹诈，不一而足。先父乃深深感到时政的腐朽黑暗，于是闭门读书，专心治医，1955 年春，先父返梓时曾说："早年我摹范文正公，想为社会尽匹夫之力，谁知能行者，仅医学之一道尔！"这就是他当时思想的写照。

二、勤奋学习，专心治医

早年的清贫生活，促使他奋发学习，而这种刻苦学习的习惯一直到他晚年双目失明为止。他不止一次地对我说过："我在青年时期，只要一有空就看书，行医之暇也抓紧阅读，晚上读书至深夜，几十年都是这样。以前买书哪里有现在这样容易，只好向别人借，如期归还，丝毫不敢失信，失信就难再借了。有一次听说别人有一部《皇汉医学》，书主珍藏，周折再三才借到手，约期一月归还。于是，白天诊病，晚上读书，每晚读到四更。到期虽未读完，亦只好如期归还，而人也瘦得脱形。稍作间隔，又厚颜再借。"

对于好书，在买不到的情况下，他就动手抄录，日积月累，盈箱盈筐。我家中原来保存了不少他早年的抄本，可惜现已十不存一。如侥幸留下的《疫痉疗集》《白喉自治》《验方选编》等，字迹工整、清晰、一丝不苟。每当我看到这些厚厚的抄本，就想到这要付出多少辛勤的劳动啊！

先父七旬以后，仍然是起床洗漱后，喝上几口茶，稍微休息一下就开始看书。上班后只要稍有空闲也是手不释卷。在他八十高龄，身体明显衰老的情况下，只要精神稍好一点，就把书拿上手了。家里除了组织上发的学习资料外，全部都是医书，我从没看见其他书籍。我曾因此问过先父，他说："学业贵专，人的精力有限，我的智力也仅中人而已。如果忽而学这，忽而看那，分散精力，终竟一事无成。"是以几十年来，他对琴棋书画这些雅好，从不一顾。平生嗜于医，专于医而精于医。

1968 年，师弟何绍奇从北京回来对我说过："蒲伯的学习精神真是感人至深。左眼患白内障，就用右眼看书，眼和书的距离仅一寸左右，不是看书，简直像在'吃书'啊！相比之下，我们太惭愧了！"

三、熟读、精思是先父的读书方法

先父认为学习中医应以《内经》《难经》《伤寒》《金匮》《温病条辨》《温热经纬》为主。他说："《内经》《难经》是中医理论的基础，如果没有好的基础理论，就谈不上学好临床。如果仅读点汤头、药性去治病，那是无根之木。"又说："《伤寒》《温病》是治疗外感热病的专书，一详于寒，一详于热。温病是在伤寒基础上的发展。《金匮》是治疗内科杂病的专书，其中虽有'痉、湿、暍'等一些篇章是外感病，但究竟是以内科杂病为主。后世各家皆是在此基础上发展而来的。学《伤寒》《金匮》宜先看原文，勿过早看注释，以免流散无穷。"

先父对《伤寒》《金匮》二书推崇备至。他曾回忆到，在刚开始应诊时，由于家传的缘故，求诊的人较多，有效者，亦有不效者。为此决心停诊，闭门读书三年，把《内》《难》《伤寒》《金匮》《温病条辨》《温热经纬》等熟读、精思，反复揣摩，深有领悟。以后在临床上就比较得心应手。他说："当时有很多人不了解我的心情，认为我闭户停诊是'高其身价'，实际是不懂得经典的价值所在。"

他还认为《温病条辨》实用价值很大，而且是集温热诸家大成的作品，所以应该是中医的必读书。在熟读以上诸书之后，再兼及各家，明其所长，为我所用。既为一家之言，就难免有偏激之处，不足为怪，择其善者而从之即可。先父常说，读书务必认真，不可走马观花，不然食而不知其味。读书必先看序言、凡例，而后才看内容，这样先掌握了作者著书的意图，安排、历史背景，就容易融会贯通，事半功倍。他特别强调读别人的书时，要有自己的头脑，决不可看河间只知清火，看东垣则万病皆属脾胃，看丹溪则徒事养阴，看子和唯知攻下，要取各家之长而为己用。河间在急性热病方面确有创见；子和构思奇巧，别出手眼，不过最难学；东垣何尝不用苦寒；丹溪何尝不用温补。总之，自己应有主见，不可人云亦云，务在"善化"而已。

先父非常尊重古人的经验，但也反对泥古不化，照搬照抬。他以《神农本草经》为例说："书中列上品一百二十多种，云多服久服不伤人，轻身延年不老。历代帝王服食丹药者不少，能长寿者究竟几人？谁敢把丹砂、云母、朴硝之类矿物药长服久服？此类金石之品其性最烈，其质最重，毒发为害最烈。即使不中毒，重坠之质亦足以伤人脾胃。这些都是《神农本草经》的糟粕。本草书是愈到后世愈精细、周详。"先父喜欢在读过的书上加眉批，每次给我的书也加上按语。这些内容，有些东西真是"画龙点睛"。如上海锦章图书局影印的《幼幼集成》，纸色暗，字迹细小，无标点符号，阅读起来相当吃力。先父在每篇都加了标点、厘定错讹，重要的地方，结合他的实践都加了批语。如对《神奇外治法》的批语是"外治九法皆良"，对《治病端本澄源至要口诀》的批语是："举例甚佳"；对《瘰疬证治》的批语是"各方甚妙，可用"。在《医林改错》一书上，他写道："王清任先生苦心医学，究有心得，值得向他学习和尊敬。但仅观察十数具不完整之尸体而确定古人皆非，殊属太过。以绘图立论证之于现代解剖亦有未合，且将七情六淫一概抹煞，只论瘀血气滞未免过于简单化了。全书理论虽个人理想，但亦有可贵之处，所创之方法深得古人之义，有临床参考价值，亦可作研究之参考。所制诸方，余采用多年，有效者，有不效者，未为所言之神也。"

这些书评都是值得我们重视的。因为这不仅涉及对古代某一人物及其著作的评价，而且对于我们以较为正确的态度接受前人的学术思想和临床经验，也有很大的帮助。

四、重视基本功，强调实践，严格掌握辨证论治原则

先父认为，辨证论治是中医的特点所在，是前人从实践中总结出来的宝贵经验的结晶。

他经常向我和他的学生们强调：要熟练地掌握辨证论治技巧，首先就必须苦练基本功。他认为，从基础理论说，对《内经》的基本内容如天人相应的整体观、五运六气、阴阳五行、脏腑经络、病因病机等，必须"吃"透；从临床角度说，对四诊、八纲、八法、药物、方剂，必须牢固掌握。在此基础上，再认真学习仲景著作和各家流派之说，由博返约，融会贯通，才能脚踏实地，得心应手。

他同时也强调实践的重要性，反对单纯地为理论而理论。他的学生高辉远大夫曾经深有体会地说：蒲老十分注意引导学生把学到的知识结合到实践中去。他重视学生自己多临床实践。他授徒的方法是，在学生有了一定中医基础后，最初安排跟他抄方，继而由学生预诊，他审方指正。这样学生们既易掌握老师的学术思想和医疗经验，又通过实践进一步验证这些思想和经验。先父认为辨证论治的基本特点，在于因人、因时、因地而异，即针对具体对象和具体情况，相应地作出具体处理。他曾对何绍奇同学说过：要当一个好医生，有一个秘诀，就是"一人一方"。方是死的，人是活的，不能概以死方去治活人。

我保留着的1956年9月4日的《健康报》报道：北京地区该年八月，乙型脑炎患者骤然加多，北京地区有人忽视了辨证论治的原则，生搬硬套

石家庄"清热、解毒、养阴"三原则，效果较差，有的不仅高热不退，甚至病势加重，因而束手无策。中医研究院脑炎治疗组（先父在内）在研究了有关情况后，认为用温病治疗原则治乙脑是正确的，石家庄的经验也是很宝贵的。问题在于温病有不同类型，病人体质也不同，气候季节对患者的影响也不同。由于该年立秋前后，雨水较多，天气温热，因而大多数患者偏湿，如果不加辨别，过早地沿用清凉苦寒，就会出现湿遏热伏。正确的方法应该是先用宣解湿热、芳香透窍（如用鲜藿香、郁金、佩兰、香薷、川连、荷叶等），结果效果很显著，不少危重病人转危为安；有最初连服大剂石膏、犀角①、羚羊角都高热不退的，改用上述方药后，危急的病势就及时好转了。

先父这样的见解绝非偶然。早在 1945 年，全川大雨，成都家家进水，秋后麻疹流行。患儿发病，每每麻疹隐伏，用一般常法辛凉宣透无效。先父仔细分析了上述情况，改用温化，立见透发，就是一例。病虽不同，治法亦异，但基本精神都是要严格掌握辨证论治的原则，从具体情况出发，灵活地考虑问题，不能因循守旧，对前人的经验死搬硬套。

五、以保"胃气"为施治中心

强调保胃气，是先父学术思想中一个极重要的特色。他认为：在患病之初，体尚壮实，强调祛邪即是保胃气，邪气一除，胃气自能通畅。在他的急性病治案中这一点是相当突出的。如《蒲辅周医案》王姓患儿重症麻疹案，始终用辛凉宣透，剂剂有石膏，而麻毒内陷的石姓小女孩，则始终用辛凉宣透佐以苦寒通降，即充分体现了这一点。先父又主张祛邪用小剂量，如轻舟之速行，尽可能祛邪不伤胃气，这样可杜绝病邪乘虚复入，流连不愈。

对于久病正衰，主张"大积大聚，衰其大半则止"。在疾病调理上尤重食疗，认为药物多系草木金石，其性本偏，使用稍有不当，不伤阳即伤阴，胃气首当其冲，胃气一绝，危殆立至。他曾举仅用茶叶一味，治一热病伤阴的老年患者为例。患者系中医研究院家属，热病后生疮，长期服药，热象稍减，但病人烦躁、失眠、不思食，大便七日未行，进而发生呕

---

① 编者注：现已禁用。

吐，吃饭吐饭，喝水吐水，服药吐药。病者系高年之人，病程缠绵日久，子女以为已无生望，抱着姑且一试的心情询问先父尚可救否。先父询问病情之后，特意询问病者想吃什么，待得知病者仅想喝茶后，即取"龙井"茶6克，嘱待水煮沸后两分钟放茶叶，煮两沸，即少少与病者饮，他特别强调了"少少"二字。第二天病家惊喜来告："茶刚刚煮好，母亲闻见茶香就索饮，缓缓喝了几口未吐，心中顿觉舒畅，随即腹中咕咕作响，放了两个屁，并解燥粪两枚，当晚即能入睡，早晨醒后知饥索食。看还用什么药？"先父云：久病年高之人，服药太多，胃气大损，今胃气初苏，切不可再投药石，如用药稍有偏差，胃气一绝，后果不堪设想。嘱用极稀米粥少少与之，以养胃阴和胃气。如此饮食调养月余，垂危之人竟得康复。先父回忆说："愈后同道颇以为奇，以为茶叶一味竟能起如许沉疴。其实何奇之有，彼时病者胃气仅存一线，虽有虚热内蕴，不可苦寒通下，否则胃气立竭。故用茶叶之微苦、微甘、微寒，芳香辛开不伤阴，苦降不伤阳，苦兼甘味，可醒胃悦脾。茶后得矢气，解燥粪，是脾胃升降枢机已经运转。能入睡，醒后索食即是阴阳调和的明证。而'少少与之'，又是给药的关键。如贪功冒进，势必毁于一旦。"我曾治一暑温后期、正虚邪恋病人。病者合目则谵语，面垢不仁，发热不退，渴不思饮，自汗呕逆，六脉沉细，病程已半月左右，由于服药太多，患者一闻药味则呕，以致给药十分困难。在先父的食疗思想启发下，用西瓜少少与之，患者竟得在一夜之内热退身和。事后先父来信说："能知此者，可以为医矣。五谷、瓜果、蔬菜，《内经》云为养、为助、为充，其所以最为宜人者，不伤脾胃最为可贵耳。"

他也反对病后过服营养之品。他曾治一乙脑患者，在恢复期由于机械搬用加强营养的原则，牛奶、豆浆日进五餐，以至病者频频反胃、腹泻。先父见其舌苔厚腻秽浊，劝其将饮食逐渐减少为每日三餐，不但反胃、腹泻好转，健康恢复反而加快。

先父多次讲，不要认为药物能治万病，服药过多，不但不能去病，反而打乱自身气血的调和，形成"药病"。他以1959年在广东休养时，给原国家科委某负责同志治病为例。当时病者问先父：近年来每天中、西药不断，但反觉精神委顿，胃口不好，自汗，到底是什么原因，并求"妙方"。先父详细询问了病情、服药情况，认为是服药过多，反而打乱了自身阴阳的平衡，劝其停药调养。病者谓："天天药不离，尚且不适，如停药恐有他变!"后来在先父反复劝导下开始停半天、一天、两天……停药半月后初觉不适,后来反日见好转。愈后这位同志到处讲:"是蒲老把我从药堆中拔出来了。"

先父常说:胃气的存亡是病者生死的关键,而在治疗中能否保住胃气,是衡量一个医生优劣的标准。

六、知常达变,贵在多思

先父多次强调,做一个医生,必须知常知变。要知常知变,必须把理论弄清楚,胸有成竹,谨守病机,就不致阴阳混淆,表里不分,寒热颠倒,虚实莫辨,临证仓惶。如高血压,一般多以清、润、潜、降为大法,很怕用桂、附、参、芪,畏其助阳动风,升高血压。先父曾治一女同志,48岁,血压190~150/120~100mmHg,头晕、心慌、心前区发闷,体胖而面白,喜睡,身沉腿软,白带多,苔腻,脉沉迟,据此断为阳虚湿盛而用附子汤温阳益气,血压渐次恢复正常。由此可知,高血压病未见得都是阴虚阳亢,亦有阳虚者,这就是个体差异。需要脉证合参,综合分析,有的放矢,始可中的。罗天益说:"医之病,病在不思"。先父生前常用这句话告诫我。

先父认为肝炎多由过度劳累、情志失调引起,这与"肝为罢极之本"有关。以脾阳不运为本,湿热则为其标。热重于湿者,其治在胃;湿重于热者,其治在脾。治湿热着重在疏利气机,用苦寒不可过剂,因苦寒易损中阳,中阳伤反使本病加重,出现呕逆、便溏,甚者浮肿。他说:"我曾以甘草干姜汤为主,治一小儿肝炎即是这类例子。也有气血两伤用金水六君煎者,亦有用加味甘麦大枣汤者,总要依据病机,不可死守清利一法。"

先父曾治一慢性肝炎患者,服苦寒重剂后,不思饮食,肢软神倦,便溏,谷丙转氨酶300~400单位,麝絮(++),为肝病及脾,脾胃虚寒,用理中汤加吴萸、草果,一月而肝功恢复。先父亦曾治一胃溃疡病人,住院二日仍大口吐血不止。询其原因由受寒饮酒致血上溢。用《金匮》侧柏叶汤(柏叶、炮干姜、艾叶、童便)温通胃阳,消瘀止血,收到捷效。若不知其所因,误用寒凉,必致胃阳更伤,危殆立至。又如先父治沈某发热一案,午后身热,身倦纳少无汗,自服辛凉清解,不惟热不退,反致便溏、尿少、不思食。其脉弦滑,舌质暗而苔稍腻。虽其发病于四月,而时值气候反常，阴雨绵绵，断为寒湿困于中焦，用通阳利湿、芳香化浊，其效甚捷。先父曾经指出：外感六淫皆能化热，治当辨何邪而祛之，不可胶执于季节一端。如"乙脑"本是热证，清热亦是常法，但不可过剂。临床有服寒凉太早、太过，转为寒中，不得不用参附救逆。先父屡诫：凡用清法，便须考虑胃气，体弱者宁可再剂，不可重剂，否则热病未已，寒证即起，变证百出。

1963 年 2 月，我二叔患感冒，头痛，周身骨节痛，脉紧，苔白，我用麻黄汤一剂而愈。事后颇为自得，函告先父，以为必得褒奖。谁知先父来信说：你二叔生平嗜酒，湿热素重，但心中烧灼痛数日方缓解，是一险兆。桂枝汤有"若病酒客不可与"的告诫，你只注意了桂枝汤的"汤"而忽略了"桂枝"，此物用内热之人当先考虑动血之弊。寒热外束身痛者可去桂枝加羌活 3 克。这是只知读死书缺乏思考之过，而缺乏思考是医生的不治之病。

七、向民间学习，在实践中学习

先父在其《介寿堂随笔》中录有不少民间老医口述方。如治关节痛方，先父注明："此系张东友老友得自民间草药医口述方，遍传亲友，愈治甚众，故录之以作参考。"在他离开梓潼多年后，尚有病者来我处专索此方。他自创的"二鲜饮"（鲜芦根、鲜竹叶）加鲜茅根、童便名"三鲜饮"，就是根据梓潼的特点在临床中自创的专治热病肺胃津伤，烧热不退，烦渴，既不可表，亦不可下，唯宜生津退热的良方，而动血者宜"三鲜饮"。先父说："单方、验方之所以能够流传于世，因为有一个'验'字。既然有效亦必有理。我们在临床上就应通过实践加以总结，不要动辄开贵药、补药，因为药无贵贱。这样就能有所进益。"

先父相当重视病人的客观反应，从中积累知识，他曾举一脾胃患者，腹胀，胸闷，不思饮食一个多月，形容消瘦，身倦。治疗多次无效，求他诊治。他套用古人消食导滞药如山楂、谷麦芽、鸡内金合阿魏丸，一剂后，病者未再求诊。一个月后在路上碰见，病人面色红润，形体也较前丰满。病者笑着说："上次您那剂药服后并没有什么效果。别人说伤了什么食物就用什么食物烧焦来吃，可以化积。我是吃海参得病的，因此我买了大海参，烧焦服后泻下黏便不少，胸膈顿觉宽敞，没再服药就好了。"先父说："此事对我深有教益。病人讲真话可察知我们治疗上的正确与否。如果病者碍于情面，不讲真话，我们则以非为是，必然不能得到提高。伤于某种食物即以某食物炭为引，大约是同气相求之理，几十年中我用此法确有效果。"

我 1964 年侍诊时曾见他治一消渴患者，男性，口渴引饮，饮而复渴，前后半年，服滋阴清热药如六味地黄、玄麦甘桔等五十余剂无寸效。舌苔黄腻，脉沉弱。先父改用茵陈四逆汤，一剂而渴止大半，三剂而基本痊愈，后用参苓白术散小剂煮服以资巩固。事后先父说："虽舌苔口渴属热象，但服滋阴清热药五十余剂无寸效，加之脉象沉弱，显见阳衰不能蒸腾水气，若果系阴亏五十余剂虽不能全好，亦必有所进展；前治者虽未见效，都是我的老师，所谓后车之鉴。放胆用茵陈四逆汤是背水一战，既温中又化湿，湿去热必孤。即使热不去，亦可转属阳明，但实者易治，虚者难为也。"

八、为医者必须重视医德医风

先父不仅毕生勤于医学，精于医学，尤重医德。他谦虚，谨慎，严于律己，宽以待人。对同道、对病人极度负责，不徇情，不逢迎，事败不推卸责任，功成不掠人之美。他的许多言行堪作典范。

早年先父悬壶成都时，梓潼黄某病重，夤夜迎他返梓诊治。其时已先延名医郭代兴先生，郭先生断为阳明腑实，议急下之，而富贵之家畏硝黄如虎狼，不敢服药。先父诊断后，又索郭先生处方，细加推敲，认为药证相符，他说："方药对证，何必犹豫彷徨，如昨日进药，今日病已解大半。如此兴师动众，真是枉费人力。"病家经他解说，将郭先生方煎取半杯，服后半日大便解，尽剂后好转十之八九。事隔多年，先父还经常提及，要注意不要掩人之美，夺人之功。他给我寄《余氏父子经验集》时，信中亦明白指出："奉仙夫子，深明医道，曲尽人情，诚为聪明特达之士，凌养吾先生之誉确非太过。其'虚心竹有低头叶，傲骨梅无仰面花''好学近乎智，力行近乎仁，知耻近乎勇'等语，与先哲之言何异？诚为医界之楷模。而著书立说不仰权贵鼻息，不求达官贵人笔墨以沽名钓誉，确为世风日下之中流砥柱！其中'病家隐弊说''尽性篇'尤为可贵，临证若不予此处时时留意，往往劳而无功。"

在我刚开始行医之时，他就告诫我，不要贪名，不要图利，生活要俭朴。他以先祖为例说："你爷爷在年龄已六旬时，尚无分寒暑，足蹬芒鞋，出入于山间田野，不辞辛劳地为病者治疗。有时病家无钱，他还要帮助解决药钱。我在成都行医近五十年，未穿过一件料子衣服。医生衣着太奢华，穷苦人往往望而却步。这些家风你应好好继承。"业师陈新三老中医说："我在蒲老面前拜门时，蒲老反复告诫，不管病人有钱无钱都应尽心治疗。事隔几十年了，我一直没有违背他的教诲，这也是一个医生应有的品德。"

先父提倡对病者认真负责，他也痛恨一味逢迎病人的不正医风。他常常批评那些开贵药、蛮补药以惊世骇俗的做法。尤其鄙薄那些为迎合某些病者，把营养物品都开在处方上的医生。他曾经说："有人把排骨都开到处方上去了，病家拿去报账，这搞成什么风气了！以后你们千万注意，不要为迎合某些病者而不择手段！"

先父尝谓："读古人书宜严，而对时贤宜宽。"他很推崇张山雷所著《中风斠诠》一书，在该书不少地方批道："至精至当，至理明言……惜乎他目空四海，言之不逊，语之太过，为其美中不足之处。"他又说："张君之'国医无一人悟到此理''此非神而明之，别有会心者万不能悟彻此中真理''一犬吠形，百犬吠声'等等说法未免骄矜太甚。医者宜惜口德，何况十室之邑有忠信，当虚怀若谷才是。"

先父早年在梓潼就兴了会诊磋商之风。梓潼的中医界是伤寒学派占主要地位，涉及温病者尚少。仅有郝氏与薛氏在温病方面颇有心得，先父经常与他们磋商。他认为《伤寒论》讨论的是广义伤寒，已经包括了温病在内。用《伤寒论》的许多方药，也可以治温病，而明清温病学说，是在《伤寒论》治法基础上的发展，从而打破了两个学派互立门户、势同水火的对立态度。业师陈新三老中医曾说："蒲老早年在梓潼就开创了会诊之风，为融合伤寒与温病学派作了不懈的努力，在消除门户之见方面，为我们树立了榜样。"先父在给我的信中，以及与我的日常谈话中，多次谈到关于"门户之见"的看法。他说："由于时代关系，中医的门户之见根深蒂固。现在时代不同了，年轻一辈应该和睦相处，取长补短，共同提高。"这些教导，至今言犹在耳。

他在北京工作近二十年，医德风范，至今仍为同道赞许。在他誉满全国之时，犹谓："如果把医生分作三等，我只能算中等者。我经常翻阅如

《中医杂志》之类医学杂志，发现有些公社医院的中医，业务水平也是相当不错的，基层大有人才！"对于同道中人，如章次公、冉雪峰、秦伯未、岳美中、任应秋、李翰卿等诸先生，他认为他们各有所长，风雨一堂，切磋砥砺，取长补短，其乐何如。岳美中前辈曾手书一律赠我父亲，我爱其文词佳丽带回梓潼，可惜被毁，我仅能记得其中几句："爱怜真至友兼师，得相追随遂所私。削吾点垩常挥斧，青囊乏术负深期……"由此可见友谊之深。记得我和兄长志忠，都曾要求能在他身边学习，他说："易子而教最好。志忠跟李老（斯炽），你跟陈新三，都不错。李老系四川名手，陈新三有多年临床经验，跟他们同跟我学习一样。"他对于子女从不偏爱。

先父对病人，无论其职位高低，都是一视同仁。他曾批评一见高干来诊，就是人参、鹿茸的做法，认为这不仅浪费国家钱财，而且是害人害己。他说干部、平民都是人，干部之病和常人之病并无二致。有一次他给周总理看病，药费仅几分钱而疗效很好，周总理十分欣赏这类便宜而有效的方药。1975年4月，先父临终前对我说："我一生行医十分谨慎小心，真所谓如临深渊，如履薄冰。学医首先要认真读书，读书后要认真实践，二者缺一不可。光读书不实践仅知理论，不懂临床，盲目临床，不好好读书是草菅人命。你要牢牢谨记！我的一生就是在读书与实践中度过的"。回首往事，音容宛在，爱作此文，以为纪念。

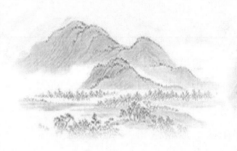

目　录

第三篇　蒲志孝医案 ……………………………… 65

第一篇　蒲辅周医话^①

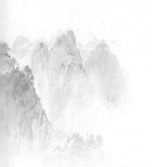
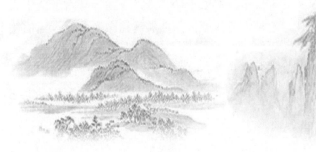

---

① 《蒲辅周医话》，是我对先父治病生涯的总结，为了体现当年的情景，均以先父第一人称来表述，敬请读者留意——蒲志孝

《蒲辅周医话》序

蒲辅周先生以其术之精、德之诚而为当代大医，蜚声中外。七十年代高辉远先生撰《蒲辅周医案》，一经问世，即脍炙人口，纸贵洛阳。余展卷三读，觉蒲翁论医，则循循精要，有顿开茅塞之功；处方，则落落清疏，极炉火纯青之妙。高坚之叹，令人久不绝于口也！

蒲君志孝，幼承庭训，濡染弥深。及长，悬壶梓里，医名日噪。但蒲君弗满足于现状，常以未竟蒲翁之学系怀，因每于岁杪，赴京问难，所聆精要，悉录备忘。积年成帙，言言珠玉。今更分类厘定，合为一卷，名曰《蒲辅周医话》。书成示余，知此书于基础理论、临床方治，及治学诸道，靡不赅备，率皆新颖见解，不流俗套，足以活人。且每寓微言大义于谈笑之间，起危疾沉疴于平淡之剂，盛仰蒲翁学问之深宏，亦佩志孝箕裘之克绍。与高氏前作并陈，可谓珠联璧合矣。

蒲翁忙于诊，未遑著述，其六十余年所积之精英，得高君、志孝之妙笔而流传于世。二君远播徽音之德，当伯仲于华山岫云之间矣。

李孔定

丙寅季夏既望于绵阳中医学校

论"调神"

七情伤人，在某种情况下，更甚于六淫。而精神治疗的作用在许多内伤疾病中都远甚于药物。即使是六淫所伤，病者的精神状态正常与否，对于药物的治疗作用也大有影响。

既然精神状态的正常与否直接关系到人的健康寿夭，所以《内经》把积精全神列在卷首，这绝不是偶然的。其中谈到"恬淡虚无，真气从之，精神内守，病安从来。是以志闲而少欲，心安而不惧，形劳而不倦……是以嗜欲不能劳其目，淫邪不能惑其心"，又说真人、至人、圣人、贤人之所以能"把握阴阳、寿敝天地，无有终时"或"游行天地之间；视听八达之外。"究其原因：不外"呼吸精气，独立守神"，"内无思想之患，以恬愉为务"，因而能"精神不散"所致。当然，这些论述有些地方说得有些过分，但由此可知，精神状态对于人们健康的重要性。

人的情志影响健康，而健康情况也影响情志。《内经》说人有五脏化五气，以生喜怒悲忧恐。故喜怒伤气，暴怒伤阴，喜怒不节，寒暑过度，生乃不固。这就说明了情志是以脏腑气血的气化功能为物质基础的，反过来又影响气化功能，喜怒不节和寒暑过度一样，导致生机紊乱，影响到寿夭病已。

人们往往注意了情志对脏腑气化功能的影响，这主要是因为情志失调影响气化，其来骤，其症显，而气化功能失常影响情志，其来缓，其症不显的关系。如"百合病"是心肺阴虚导致的精神状态不正常，故而出现"有如神灵者"。妇人经水适来或适断，又感外邪，热与血结于血室，形成昼日明了，暮则谵语，如见"鬼"状。《三指禅》中提到的痰饮导致如山川崩裂，或闻高捷南宫，或闻雷霆风声，或身如虫行等怪异现象。为人喜悲伤欲哭，数欠身，象如"神灵所作"，是"脏躁"所致，各家所载还很多，都是气血失常，影响精神状态。只要脏腑功能好转，而"神"病也随之好转。我常用甘麦大枣汤加味或加减十味温胆汤，辅以精神安慰治疗气短心慌，悲伤不能自持的病人，疗效较为满意。

脏腑功能失调，在梦中也可以反映出来，《内经》讲得不少。我在平时多见脾虚之人梦见腹饥进食，食不能饱。大盛之人多见斗殴，火烧房屋。心气不足，肝气不足之人往往见高岩失足，手足惊搐，当预防风瘫。正气大亏心情怫郁之人，而梦见山陵崩毁，房屋倒塌，鬼神侵扰。气血虚弱夹痰郁者多梦见鬼神怪异，或平时见所未见闻所未闻之事。如局部梦见犬啮，虎咬痛不可忍，多为气血凝滞，当速为疏通，防其久后生疮。阴盛阳衰之人易梦见茫茫大泽或蛇类。当痰饮阻塞气管时，往往梦见走进小屋，欲进不能，欲退不得，憋得浑身汗出。《内经》谓："心藏神、肝藏魂、肺藏魄、肾藏志、脾藏意"，听起来似嫌玄妙，实为元神之别称。

自1970年以后，我常梦见回梓潼与故人团聚，而这些人皆已去世，又常梦见无边大漠或游于大海彼岸。《金匮·五脏风寒积聚》云："邪哭使魂魄不安者，血气少也。血气少者属于心。心气虚者，其人则畏，和目欲眠，梦远行而精神离散，魂魄妄行。"所以我这些梦境大概是我"行将就木"的预告。细心揣摩病人的梦境，有助于查知病变的部位，病变的性质和预后，不宜轻视。

因情志伤及脏腑气化功能，一定要先解决病人的情志，然后辅以药物治疗，否则徒伤正气。以梅核气而论，此病多发于忧思过度。如果不改变病者的精神状态，徒用行气之药如柴胡疏肝散、厚朴七物汤、越鞠、四磨之类，愈行气愈结，以气弱复加思则气结之故也。将病者换一环境，常处于喜悦活跃的环境是无上的良药。又如因大怒而致昏厥，虽有潜阳镇逆之品而不设法平息其怒气，实难见功，医者必须苦口婆心，善言开导。

不过言语开导也不能千篇一律。对于病不甚重，而精神完全被疾病所压倒者，要"恩威并用"。要直指其精神的软弱状态，正言责之，而另用他人安抚，一"剿"一"抚"，颇易见功，不然一味温言安慰，反而愈劝愈不能自拔。

有些病者，被责之后，反而奋起与病相抗，这是精神治疗的反治法。还有一种粗知道理、断章取义者，精神干扰亦不能忽视。李士材曾说过，这种人硝黄尚未入口，已魂飞魄散；参术尚未下咽，心先痞塞。这种人一定要直指其弊，不然药之无功。旧社会为礼教束缚，待嫁室女幽尼、寡妇所欲不遂，往往形成经闭，男子独身则多梦遗。这类情况不可以病论，冒昧用药，反而加病，历代先哲皆有论述。徐灵胎治男子阴肿，是因"思女子而不得"。余奉仙把这类情况比为"草木荫生，终不得沾雨露，又为稍见风日，阳无阴施，阴无阳化，有不萎败者哉"。

也有一种精神紧张、药后作呕病者，一定要想办法使其精神分散。我曾治一反胃病者，一闻药味立即作呕。我反复思考采用小半夏汤加入红糖。首先给他说明不是"药"，是姜糖开水，以解除病人畏药情绪，其次说药后两脚心要发烧，病就痊愈。病者喝后一心专注在脚心，服后一口也未呕，待药力发挥后呕也就此止住。

要解决精神状态不正常，平素敛气存神非常重要。《素问·阴阳应象大论》说：对于精神的损益，"知之则强，不知则老"，"愚者不足，智者有余，有余则目耳聪明，身体轻强，老者复壮，壮者益治"。佛家把过耗精神称为六贼，眼、耳、鼻、舌、身、意，过用则皆能耗散气血，使精神萧索，故"心猿归正，则六贼无踪"。为了探索健康之道，对于这类东西的著述不少，不管是"八段锦"或"二十四段锦"，达到"大周天"也好，"小周天"也好，目的只有一个："集精全神"。我几十年的体会，就是求其自然，佛称观自在菩萨。只要心神内守不乱，默默守住丹田就好，若故意憋气，往往憋出病来。若能长期意守丹田，真正入净，就能做到由弱转强，达到任何药物所不能达到的治疗作用。我在早年，身体就差，多年来敛气、存神，所以能活到上寿。正气内存，气血不乱，何病之有？心神不安，只存躯壳，神魂飞越，定不永寿。在临床治疗上，切勿轻视精神治疗，切勿忘记精神作用。

谈治病求本

凡治病必先找出发病的根本，即《内经》所谓：必伏其所主，而先其所因。这一点，是临床治疗的绳墨。历代先哲的著述，无处不体现这种观点。

观仲景《伤寒论》，同属太阳病，由于病人体质这个"本"不同，于是就有麻黄汤证与桂枝汤证的不同表现和治疗方法。

以《金匮》而言，同属虚劳病，有的因中阳不足，有的因干血内停，由于这个"本"的不同，所以在治疗上也各不相同，一用黄芪建中汤、一用大黄䗪虫丸。

后世各家，对这方面的总结、论述汗牛充栋，不胜枚举，颇能启发人使之巧。

三十多年前，我在蜀中曾治两例失眠患者。一例自述不思食、不思睡、夜愈欲睡愈兴奋，昼却头昏然寐亦不能，其他无任何不适。查其舌、脉亦无特殊变化。观其所服方药皆系养阴、清热、重镇安神之类。反复考虑不外如此治疗，何以毫无效验？详细询问，才知道患者在两月之内，几乎天天饮酒食肉。我猛然醒悟，此乃膏粱厚味郁积蕴热，热郁阴分，内扰神明，神不安宅。故而精神亢奋。

此病虽未见脾胃积滞之实象，但不思食即可以从积滞论治，因膏粱厚味郁积发热不能与燥热内结等同，山楂最善消肉积，故用山楂八钱、神曲五钱、麦芽五钱、茯苓三钱，令其煎服。一剂后小便较正常略多，且自觉发烫，极臭；当天即感睡意蒙眬，两剂后即能正常入睡。之所以能够通过消积滞以达到安神的目的，就是失眠之"本"，乃是膏粱厚味所发之郁热内扰阴分所致。

另一例失眠患者，自述因冒雨行走，自后渐次身重、脘闷、失眠，前后达两月之久。病人极言失眠之苦，迫切希望医生药到寐安。观其所服三十余剂方药，多系养心、和胃、安神之类。我反复推敲，病在淋雨后发生，属湿邪作祟，再仔细询问，果然除上述症外，尚有头胀、呕逆、口苦、舌苔根部微黄腻，脉象沉缓。症与湿邪为病相符合，失眠显系湿邪阻滞气机所致，祛湿即可安神，以藿朴夏苓汤主方，进退加减三剂即告痊愈。

两例患者虽同系失眠，但一因膏粱厚味郁积发热所致，一因湿邪内扰所致。致病的根本一经了然，治疗方案便容易解决了。

对待标与本亦不可执一，二者是随时可以转化的。如我治漆某某之脑炎。前医治以清热解毒为主，其方中石膏用至四至八两①。迨我诊治时，病者已见神昏、呕逆、烦躁、汗出，舌苔白滑厚腻，呈现一派中寒亡阳现象，急以四逆汤大剂与之而取效。这时的"本"已由热中转为寒中，由热盛转为亡阳，故应以温中回阳救逆为主。

又如张某某，患痹证十余年，其间祛风、除湿、舒筋、活血诸药，所进不知凡几，却不能制止病情的发展，到后来周身筋经挛缩如虾。以病者正在青年期，气血正旺，本不应坏至如此地步。皆因治者始终把风、寒、湿合而为一看作一成不变，反复使用温燥药如羌活、独活、防风、川乌、草乌、松节，舒筋活血如乳香、没药、牛膝、姜黄诸品。从而导致营阴大

---

① 非法定计量单位，为维持医话原貌计，予以保留。下同。

损，以致液愈枯，筋愈急，终成废人。此病初期，风、寒、湿已不为病之本，燥热伤阴反倒为本了。治疗就应该以养液、柔筋为主，《金匮》桂枝芍药知母汤中用芍药、知母，《千金》独活寄生汤之用干地黄，张洁古之天麻丸用羚羊角又为寒湿化火而设。思不及此，每易偾事，不可不知。

人是一个活体，因此前贤非常强调病人因病源的不同、禀赋的差异，治疗方法应各不相同。另外，随着周围环境的改变，人体自身亦随之变化，所以，病情随时都在转化。在一定的条件下，原来的本可以转化为标的地位，而标又可以转化为本，所以临床应以变的眼光去看待标本之间的关系。我认为，不管是新病还是旧病，导致机体产生病变的主要因素就是本，在几种邪气合犯人体的情况下，对机体危害最大的就是本，也就是应该解决的主要问题。其他可以举一反三，切勿胶柱鼓瑟，刻舟求剑，以误病家也。

要求"神"合，不必求"形"合

实践已经证明，中西医结合大有成效，二者结合解决了不少单靠中医或西医所不能解决的许多疑难问题。可是二者的理论体系究竟有别，所以，牵强附会地硬搬现代医学的名词和概念，放弃中医的辨证论治，往往会弄巧成拙。

众所周知的"乙脑"，姑且不谈病随体质差异等因素的变化，仅就病邪而言，中医就有偏暑偏湿之别。故尔在治疗上一侧重清热，一侧重利湿。对于现代医学所谓之高血压病，就有即等于中医肝阳上亢的说法，遏之则铁落、赭石、胆草、白芍、丹皮之类，一派清润潜降，结果有有效者，有不效者，甚有偾事者，究其原因，不外对证与不对证。就以邓某某和艾某某而言，同属高血压（参见《蒲辅周医案》），一为肝肾阴亏，真阳浮越，故以益阴潜阳论治；一属肝郁血热，故从平肝着手，终用肝脾两调而收功。另有陈某某，1964年因脾机能亢进，主治者以脾大属血虚血热，乃以攻逐为主，最后选用了地鳖虫类，虫蚁搜剔，结果大便所下不可名状之物，病人全身状况较前大为衰退，不得已做了脾切除手术，中药治疗也改弦易辙，方才基本稳定。八年后全身浮肿，以午后下肢为甚，大便日行三次而不成形，脉大鼓指而空，舌光无苔而不思饮，血压在160～

150/130～120mmHg之间波动，饭后口中有苹果味。整个情况属脾肾两衰，阳气浮越，故治疗用甘酸敛阴，甘温养阳，而敛阴忌其腻，养阳戒乎燥，服至五、六剂，血压下降至130/90mmHg，肿减大半。十余剂后大便成条，一日一行，竟稳定两年左右，此病若因血压高而以肝阳上亢论治，不啻落井下石。喻嘉言曾说过"如此死者，医杀之耳"，这句话每个医生都要时时引以为戒。

麻疹，现代医学认为系传染病，中医则认为"虽为胎毒，多为时行"，既强调传染，亦注意内因，因麻疹亦透发为顺，一般治疗以辛凉宣透为主。可是1945年成都遭洪灾，家家户户水深盈尺，秋后小孩出麻疹，色不甚红艳，隐于皮下，用辛凉宣透几乎无效，后考虑到湿遏，采用苦温化湿法，往往一剂即见透发，告诸同道，试用皆称满意。1965年，有龚姓小儿出麻疹，先用中药银翘、白虎，同时注射西药青、链霉素，而低烧不退，小儿反见神疲，改用小剂当归四逆汤，桂枝仅用八分，一服后麻疹透发如云，以后即按一般常规调理而愈。

再以肺炎而论，有人认为即是中医所谓肺火，所以要消肺之火"炎"，就需用银翘、芩、连、知、栀之类。还有人认为只有温病才涉及肺炎，这些论点，实属偏见。证之临床，肺炎初期属风寒者，可选用十神汤、三拗汤；夹里热者，可选用麻杏石甘汤、越婢汤之类；确系风温，可选用银翘散、桑菊饮或加减葳蕤汤。若有兼证，尚应灵活加减。我亦曾用桂枝加厚朴杏子汤治疗肺炎，此方乃《伤寒论》方，由此可见不必拘于病名，总要对证为要。

急性黄疸性肝炎，多解释为湿热，而医药几乎皆为茵陈蒿汤、栀子柏皮汤。这未免太简单化了。确为湿热也要分阴黄、阳黄。临床上常可见到黄未退而脾肾阳气大损者，皆系苦寒太过，湿热未去，阳气已衰，实在可叹。无黄疸性肝炎，有伤于情志，有伤于过劳，有伤于失治，因此更不可动辄茵陈、栀子。伤于情志者，决非单靠药物能奏效；伤于过劳者，必先节劳而后药方能奏效。同时还要从整体着眼，不要把病位死扣在肝胆上。如一例肝炎患者，多方治疗转氨酶不降，我直接调整其脾胃，而转氨酶亦降。因为中药对各脏器的概念与西医的概念不是完全相同的，西医的病位，可提供参考，但不能对号入座。近年来，人们习用活血祛瘀治疗冠心病此法非不能用，但不可滥用。如谢某某，胆固醇、脂蛋白偏高，用了草决明、山楂、郁金、菊花、丹参、虎杖之类的药物后，病人反而头晕加剧，心跳加快，更出现气短、疲倦、大便溏等症，而胆固醇、脂蛋白并未见明显降低。治者嘱患者少吃糖，而患者却谓："一年中很难吃几次糖食"。改用补益中气法治疗后，上述诸症明显减轻，这样反复几次后，病人说："我不懂医学，但不知自身感觉是否是治疗正确的标志？吃了那些降胆固醇的药反而加剧，一吃补益中气的药，症状立即减轻。原来以为是偶然的，但几次反复后证明绝非偶然，这其中一定还有别的道理，希望大夫们研究研究。"像这样的病人，可以说是医生的一面镜子，应当时时自照为要。更有把冠心病与瘀血等同起来，似乎舍活血祛瘀别无二法，这是更背离辨证论治的原则了。如聂某某，年已七旬，老年之人阳气与阴血皆衰，可是却连续使用红花且达五钱之多，愈破血愈伤正气，阳气衰，气行不足，所以两足感到寒甚，这样的治疗实在让人感到担心。试看不少有识之士对此病的治疗阴亏者滋阴，阳衰者扶阳，痰阻者豁痰，有瘀者逐瘀，或分用或合用，以证为准，法度井然。此病大多本虚标实，故拟双解散，扶正祛邪并行，但此方也不可死执，还是应与证合参。《金匮要略·胸痹心痛短气病脉证并治》有"胸痹心中痞气，气结在胸，胸满，胁下逆抢心，枳实薤白桂枝汤主之，人参汤亦主之"的明训，这是典型的辨证论治。有些处方不依法度，用药庞杂，大队齐出，有许多药是根据现代药理研究及试验能扩张血管云云，如按此开方，发现一种扩血管药则增加一味，推而广之，不知要多大一张处方才能容纳得下。

何某某，女，因受寒而致每次行经即发生麻木抽搐，经后始平，察其脉证乃血虚而风寒内侵，久着不去，采用温经祛风，继之气血两补，数年之疾竟得痊愈。此病者曾经某医院检查，血中磷钙较正常人低，自服中药后，随着症状减轻、消失，血中磷钙也趋正常，当时用药又何尝查药典，看哪些中药含钙多，哪些中药能促进钙的吸收。可见两种理论体系虽异，但治疗对象则一，因此在客观上相同之处，随着科学的发展，二者之间必然会有更多的共同语言。所以在临床上不必东施效颦，应始终注意辨证论治，要求"神"合，不必求"形"似。

疫痉证治概要

疫病好发于冬末春初。起病多有头痛项强，甚者迅急出现项背拘急，角弓反张，神昏厥逆。以病因论属疫疠之气为祟，以症状而论属痉病的范畴。有谓"无湿不成痉"之说，这是根据病机十九条中"诸痉项强，皆属于湿"的精神而来的，此说尚有可商之处。

本病初起，大多为内外合病，从病变部位讲，多在太阳、阳明，病轻的不闭厥，虽有三阳并病亦易治，若内外俱病，出现三焦逆乱，营卫不通，甚至六经症状皆见。厥逆抽风者，治之甚难。倘正气素盛，津液素足，治之得法，三焦得和，营卫得通，闭厥解除，即可转危为安。若治之不得法，内闭外脱，死亡最速，而最棘手者，莫过于内闭外脱。

宗历代先哲之法，结合自己数十年的临床心得，我将此病大致分为三型：极重型，重型，一般型。

（一）极重型

此病多见于小孩，以小孩为稚阴稚阳之体，加之生活不能自理，内易停食，外易感邪，容易给病邪可乘之机。

临床表现为发病急骤，初起即见高热，头痛，项背强，四肢麻，烦躁，呕吐或下利，肢厥，抽搐，昏迷等现象。此为表里同病，古人以"奔马""闪电"名之，乃形容其病势之急骤，危害之剧烈。

此时当急用一般的刮痧法，用碗口稍沾清油，从上至下自风池、风府刮至骶骨两旁，以疏通太阳。此经脉纵贯一身，为一身之藩篱，此脉通畅与否，关系到一身之气血周流，不但治疗外感热病至为重要，即内伤诸病，亦不可轻忽。另从手弯、腿弯刮，以疏通厥阴、太阴。刮时必轻，勿破伤皮肤，以刮现出紫红点为度，或用针消毒后，浅刺少商、中冲或十宣穴，令出恶血少许。刺前先用手从臂上向下推至指头数遍，后用麻绳扎住第二指节，即可刺，出血后立即去掉麻绳，昏厥可兼刺人中，不宜出血，或掐人中即可，以上系开闭之法，凡属闭证皆可使用。无论何种外感热病闭证，开闭极为重要，若忽略开闭，表里不通，营卫不畅，邪无出路最易形成内闭外脱之险证。

治疗时先别阴阳，如面青，唇淡，舌不赤，苔不黄，目不赤，气不粗，烦躁不甚，神昏厥逆，扪之胸腹不热，急用苏合香丸研末开水化后灌服，得吐更好，牙关紧闭者，开关散可以使用，外揉颊车，以助口开。寒闭不能与寒证等同，如确系阴证，烦躁肢厥，呕吐甚，脉沉微，属厥阴、阳明合病，急则治标，吴茱萸汤可用，待吐止厥回，再随症治之，此为救急权变之法。又有寒闭开后见头痛身热，无汗烦躁诸热象者，此系寒热混杂，可用小剂双解散加葱白少许（约三寸）、生姜二片水煎服。若苔黄、舌干、烦躁无汗，里证重，表证轻者，三黄石膏汤亦可选用。若表证重，里证不多，只见烦躁无汗，腹不硬满者，亦可用大青龙小剂量服。若开闭得法病势随减则易于救治。

属阳证者，虽有厥逆，抽搐，烦躁，神昏，腹部扪之必热，腹中必满硬，二便不利或大便溏，极其恶臭，面色必红，目赤，唇干燥，色赤苔黄，气粗恶热，虽有肢冷，呕逆，不可用温燥辛烈之品，宜用凉开，如至宝丹、紫雪丹、安宫牛黄丸等均可选用。喉间痰盛者酌加玉枢丹，开闭之后，可用杨氏增损双解散加减使用。大凡用增损双解散，必酌情加减，如抽搐甚者加钩藤、羚羊角、葛根，口干加花粉等，如叶天士所说"不可就认板法"，既要掌握规律，又要结合变化，疫痉闭证虽有寒热之分，但究竟属热者多，寒者少。病势减退，则以调和胃气为本，不拘阴阳两证，到后期皆需调和胃气，叶天士曾有面色白者，清热至十分之六七，即不可过于寒凉，恐成功反弃。面色苍者，须要顾其津液，清凉到十分之六七，往往热减身寒者，不可就云虚寒，而投补剂，恐炉烟虽熄，灰中有火也。这一论述十分正确。由于禀赋各异，故尔治疗亦异，这一点一定要细心揣摩。不过，所谓"白"应是"白而肥者"，"苍"应是"苍而瘦者"，仅一白字，一苍字似嫌不够明白。白而肥者多湿甚，苍而瘦者多津亏。这段论述不仅在一般湿热的治疗上有指导意义，就是在杂病的治疗中，也极有参考价值。

调胃之法，不可急于用术、砂、蔻等辛温香燥，免伤胃津，以至造成长时间低热不退，津液难复，温病后期复津液即是复正气，保胃津即是保胃气。要注意勿将津和液混为一谈，津是液在气化下的产物，标志着液存而气化正常，故胃津存，即是脾胃升降正常的表现。二者功能正常，则水谷之气不衰，余邪自然易退，否则往往流连难愈。

调胃宜以沙参、玉竹、山药、扁豆、五味、麦冬、石斛、谷芽、麦芽等甘淡之品为主，佐以少许陈皮；若大便干加火麻仁、蜂蜜；口渴甚加天花粉、知母；腹胀少加枳壳、郁金；若反胃呕清，可酌用半夏、生姜；若邪去津伤，无他症者，以鲜葡萄、樱桃、枇杷、蔗浆、梨汁、西瓜等水果，少少与之，既不伤阳，亦无滋腻之患。其奇妙组合，爽口之长，诚为人工组合所远远不及，造物之灵，可见一斑。若天寒地冻无此物者，我在梓潼时常嘱病家用菠菜熬稀粥，亦不失为热病后养胃阴之佳品。

（二）重型

发烧头痛，项背强，或有肢厥而昏迷抽搐。此型治疗亦以祛邪为主，重在太阳、阳明，以一主表，一主里耳。先辨表里寒热轻重，一般酌用河间双解散，或增损双解散。两解表里，病势必衰，随症施治，法如上述。

（三）一般型

发烧、头痛俱不甚，无肢厥，间或呕吐下利。以逐秽解毒清热为主治。可用藿香正气散或香苏饮加味，解三阳经之表，若无汗身痛甚，口不甚渴，苔薄白者，亦可用十神汤或苏羌发表汤，此系表寒重者。若兼心烦甚者加用栀子豉汤，呕吐加生姜，表闭夹热者亦可选用葳蕤汤。

更有轻者，其治法与一般感冒大致相同，偏寒者用人参败毒散、加味香苏饮灵活加减，偏热者可用葳蕤汤加减，或银翘散加僵蚕、蝉蜕等；夹食滞者加神曲、谷麦芽；有气滞加香附、腹皮或厚朴、枳壳少许。

极重型与重型的治疗重点在于祛邪开闭，尤其极重型，开邪气之出路至关重要，切勿一见高热则轻率地投以苦寒重剂，那样更易兵伏邪气，邪无出路，必致病邪加重，甚至内闭外脱。要祛邪一定要参合化浊，因为此病并非单属热邪或寒邪，往往夹秽浊之气，化浊逐秽是治疗中的关键，邪退之后要处处注意胃气。

这是我综合各温病学派，结合我数十年的临床心得之概要，临床中应对具体情况灵活化裁使用，不可胶柱鼓瑟。

附方：增损双解散

白僵蚕9克，蝉蜕12枚，姜黄2克，防风3克，薄荷3克，荆芥穗3克，当归3克，白芍3克，连翘3克，黄芩6克，桔梗6克，生石膏18克，滑石9克，甘草3克，大黄（酒浸）6克，芒硝6克。

水煎去渣，冲芒硝入蜜三匙，黄酒半杯和匀冷服。

按：此方可不入蜜酒。

谈"节欲"

做父母的谁都希望子女健康、聪明。要做到这一点，除后天的营养教育外，重要因素还在先天。所以在怀孕之前，首先应注意父母的身体健康，俗话说"母壮儿肥"，若育儿夫妇体质不好，胎儿的健康必然受到影响，要想育儿夫妇身体好，节欲是个重要方面。如果房事不节，肾中真阴、真阳俱不足，则很难受孕；即使受孕，多易流产，胎多不壮，就是想尽千方百计保住，生下的小孩往往弱不禁风，无论智力、体质，各方面都差。要想胎儿健壮，在受孕前三月至半年，夫妇最好分居，这样戒房事一段时间，双方气血皆充足，精髓饱满，最易受孕。孕后胎儿发育也好，孩子一般都健康聪明。

我曾见一男子患遗精病，无论白天黑夜，心中稍有所动，精就遗泄了。前后治疗半年多，补养、收涩、重镇等药如六味、八味、十全大补、斑龙、金锁固精之类，迭进百余剂无效，病者在医生面前发脾气，认为医生对他不尽力，有绝招不用。经过仔细询问，才知道他在新婚蜜月，性生活无分昼夜，到第二十五天性交时突然感到天旋地转，周身骨架如散。经过多方治疗，半年后才能作近距离行走，稍劳动则气短、心慌、疲劳异常。爱人因他形同废人，也离婚而去。我告诉他："夫妻房室，切勿纵欲贪欢，即使年轻力壮，也应节制，以一月一度为好。古人所以提倡男子三十而娶，女子二十而婚，就是以免早婚损伤元气。你昼夜无度，元气大伤，肾不能藏五脏六腑之精，短期安能恢复。如能清心寡欲，注意营养，再助以药饵，慢慢或可收效。若徒靠药物，实难收功。"这类纵欲伤身者，临床并不少见。纵欲者岂但不易种子，即种子亦易夭折。《内经》说："以欲竭其精，以耗散其真，不知持满，不时御神，务快其心，逆于生乐，起居无节，故半百而衰也。"就是对纵欲伤身的高度概括。有的人把希望寄托在药物上，希望依靠药物来填精补髓，这也不是不可能，但总不如自养。李恒超曾批"种玉丹"说："与其精既竭而藉药饵以补填之，何如节之使之不竭之为得乎。即或禀受怯弱，本质虚羸，然惟能节欲而后药力之滋补乃有效耳。"可谓要言不烦。何况药物总有偏弊，哪及自身保养。

我在旧社会行医数十年，有很多富贵之家，不知节欲，求诸药饵，奏效者寥寥无几。记得在成都行医时，有一富家娶妻三房仅得一子。某年冬春之交，其子烦躁啼哭不已，三天内更医近十人，孩子仍然啼哭不思乳食，最后求我诊治。我见已开药方不少，有健脾的，如参苓白术；有消导的，如神曲、山楂；有散寒的；有疏风的；等等。我仔细查看小孩的指纹、大便、舌苔，均无特殊之处，仅脸色略红，思考半天，处不出什么方子。于是询问家长，始知此富翁生子前乏嗣，常服参茸后才生此子。因而此子先天就阳盛阴亏，故而烦躁不乳。这就说明寄希望于药饵，总是不那么理想的。

孕后不能同房，这是保胎的要诀，孕后同房最易导致流产。即使不流产，欲火煎熬，出生后的小孩也容易生病。曾有某君因爱人多次流产，十分苦恼，向我问询保胎良方，我察其无病，问及夫妇生活，得知孕期同房过多。嘱其孕期一定不要同房，结果顺产一婴。

除注意节欲外，还应注意清心宁神。这一条对孩子的性格和智力影响很大，同时也将影响孩子的体质。《内经》非常强调精神和健康的关系，比如："心者，五脏六腑之主也……故悲哀忧愁则心动，心动则五脏六腑皆摇""大怒则形气绝""恬惔虚无，真气从之，精神内守，病安从来"等等。后世医家在此基础上更予以补充、发挥。如严纯玺在"教养宜忌论"中就反复谈到妇人妊娠三月，形象始化，未有定仪，因感而变，口谈正言，身行正事，生活端正庄严。还说："勿信师巫，勿听淫词野传，口不可出恶言，勿见鬼神怪戏。"妇人在孕期精神愉快，情绪安定，对胎儿的发育是有益的。

情绪不好，除了影响孕期胎儿，甚至可以使妇女不孕，如傅青主就专门把嫉妒列为不孕的原因之一。因此，孕妇应比平时更加注意性情修养。

节劳，也是孕期不容忽视的一个问题。因为孕期气血消耗大于平时，过劳，气血消耗量增大，势必导致胎儿供养不足，从而影响到胎儿发育甚至流产。很多孕妇出现气短、心慌的现象，就是气血不足的明证。在这种情况下，如不节劳，生下的孩子也不会很健壮。我所说的孕期节劳，不是说什么都不干。还要说明的是，人们往往注意了"形劳"而忽略了"神劳"。做脑力劳动的妇女，孕期更应注意不能用脑过度。"曲运神机则心劳"，脑力太过所伤，在某种程度上说，更甚于体力劳动，所以有"形苦志乐寿，形乐志苦夭"的说法。有些劳心过度的妇女，生的孩子也显得苍老。她们曾经问我："我们的孩子营养也不差，为什么总是干瘦？"殊不知这就是孕期未节"心劳"所致。我所说的"心劳"就是指为私利而终日营营，势必影响胎元。

孕期的营养卫生也应该注意，除了不吃刺激性的东西外，饮食的营养一定要合理。孕期是两个生命在消耗营养物质，尤其是胎儿的发育，需要多种营养，所以营养的消耗量也相应地增大。不然胎儿发育不好，形成先天不足，造成终生憾事。但是，也不可无选择地把各种营养品一起上，这样就会起到相反的作用。孕妇体形肥胖，平素白带较多者，宜少吃水果，以免孩子将来胃凉，稍微饮食不慎，不吐就泻。有的婴儿常年流口水，就是过食水果、生冷，两湿相合，伤及中阳的表现。这类孕妇饮食应偏于温热。孕妇平素热重者，饮食应偏于清凉，可以经常吃适量新鲜水果、不惟不伤胎，还能有助胎元。为防止将来小孩生疮，孕妇平素适量吃点苦瓜最好。因为苦瓜虽苦，非大苦大寒之品，苦中有甘，不伤胃气。历代各家所列饮食宜忌，多可作为参考，但不可全信，孕妇饮食总宜清淡，因淡味为五味之本，禀冲和之气。

这里主要讲节欲、宁神、注意饮食与胎元的关系，不独妇女应注意，就是男子也应注意。人们往往只注意了饮食、药饵，忽略了上述几个方面，殊不知是忽略了最重要的方面。

谈肺窍不利诸症

感冒的主要症状之一就是鼻塞、流清涕（症见鼻塞、流清涕不一定是感冒）。若起病即清涕不断、鼻塞、喷嚏、头昏、头身痛，病在肺表，若治得法，可一解而愈，《内经》云："善治者，治皮毛"就是此意。

如服解表药三、五日后，头身等外症已解，而鼻塞、流清涕甚或如断线珍珠般接连不断，身软弱，稍动则自汗，稍坐则身冷，苔白，此为外感虽去，肺阳已伤，不能摄纳水液，切忌再表，可休息数日而愈。亦可稍用温摄，如玉屏风散，补中益气汤稍佐罂粟壳，恶寒甚者可酌加附子。外用生姜烧热后擦肺俞穴、太阳穴、风池、风府等穴，再用葱白捣烂，炒热熨贴。此法对于外感寒邪初期用之亦佳。

如药后三、五日或五、七日，外证已解，鼻孔一侧不通，鼻孔与喉头微红微痛，此为余邪化热，可用冰硼散吹喉，或用黄连、青黛研为极细末吹喉，吹药后病人须仰卧一段时间，使药力长时间作用于喉部。并用桔梗10克，射干、牛蒡子、黄芩各6克，马勃、葛根各3克，甘草1.5克煎服。口渴舌质红者可少佐知母、地骨皮。气虚脾弱者牛蒡子当慎用，以免造成腹泻。方内葛根系升腾阳明之药，量勿过重，此为反佐之法，与夏邦佐治白喉，在黄连解毒汤内加附子用意相似。

如外症已解，仅有咽痛鼻塞，左咽痛左鼻塞，右咽痛右鼻塞，堵塞的一侧鼻孔内清涕甚多，时而又转为淡黄较稠之涕，多系余热未尽。如将息得宜，可不药而愈。也有阳旺之人，清涕可转黄稠，最后燥结而愈，如有阳复太过而化火者，可佐用前方。

如外症解后，早晨感到鼻塞，有清涕或黄涕，至下午鼻孔略通，但咽喉甚至胸部有如毛发刺激感，晚上症状加重，熟睡一觉，第二天早晨，咽喉、胸部刺激感又消失，仅有鼻塞、流黄涕或清涕。这是邪退正衰，邪正缠绵相持之故。此时千万不可再用苦寒清里或发散解表，若用之则伤正气，使邪乘虚而入，反使鼻塞加重，即使鼻塞的症状解除，也会复加其他病症。这所谓"开门揖盗"。这种稍劳则邪气进，保养则邪气退的情况，往往要持续四、五天至七天之久，因此这段时间不要让阳气外泄，不宜讲话过多，以免损耗肺气。

还有一种头痛鼻塞，鼻涕极黄臭，轻者为鼻渊，重者为脑漏。此病多为肺胃积热，堵塞络道所致，可用苍耳 10 克，辛夷、白芷、藿香各 6 克，川芎、藁本、桔梗、连翘各 3 克，细辛、甘草各 1.5 克，枯芩 4.5 克，生石膏 12 克治之。热重者加猪胆汁或丝瓜络。若热瘀互结，可酌加凉血化瘀药。此方最好作为水丸，每餐后服 1.5～3 克，切忌加大剂量，因苦寒太过，中阳受损，徒伤正气，无助于治疗。同时要忌烟酒及煎炒等辛辣厚味。

在冬季或冬春之交，气候寒冷，出现单侧鼻塞，或略有清涕或黄涕。稍微活动或饮热汤、或吃热食，鼻孔清涕立出。呼吸通畅如常，稍冷或饭后又鼻塞如故。此非感冒，实为阳气不足以抗外寒，酌加衣服以助阳气，可自行好转。亦有整个冬天皆如此，吃药无效，来春，天气温和自行恢复者。总之，不宜用药强发其表，轻者尚可无害，重则大伤表卫，以至玄府不闭，失去开阖之能，稍动则大汗淋漓，阳气与津液并泄，略感风寒则直入经络，甚或脏腑。《灵枢·本神》谓："肺气虚，则鼻塞不利少气"，即有这种含义。所以千万不要"实实""虚虚"，人为地造成"短气不足以息""漏汗不止"的变证。或有问："我在天气转冷时感到鼻子塞着不舒服，加了件衣服鼻子就通了，呼吸自如。但是我索性脱一件衣服还是呼吸通畅这是什么道理？"前者是人体得衣后，起到了保养阳气的作用，正胜邪。后者是阳气不能与寒邪相争，弃关退守，是邪胜正，此时往往伴有喉头如毛发刺激感，人多不自知，实则已有病邪潜伏待机而发。六四年孟春，某人劳力四天，出现鼻微塞，而无其他不适。此人体本弱，劳力之后阳气略泄，而玄府稍闭，此时如能节劳一段时间，阳气来复，可不药而愈。惜乎不自养，反而用苍耳、荆芥、辛夷、细辛等药发之，三剂后谓病重药轻，用大剂麻黄附子细辛汤强发之，当夜汗出如洗，正当汗出之际，鼻孔顿通，呼吸如常，心中十分高兴，以为药达病所，谁知尚未到天明，两只鼻孔其塞如堵。只能依靠口腔呼吸、口干、舌燥，苦不堪言，而且头昏不举，耳如蝉鸣，不思饮食，每到下午手脚心热如灼。此系不当汗而强汗之，汗之又不得其法。《伤寒论》中明文告诫："汗出不可令如水淋漓，如水淋漓，病必不除。"这一"必"字分量极重，惜乎学者未细心领会。此等汗使阳气与津液大受损伤，以致出现上述诸症。幸后治者先用童便调鸡子黄，养阴退热，继用小剂加味四君子汤复其阳，调治半月，精神逐渐好转，鼻孔能通一侧，调养月余始康复。

论"保胃气"诸法

谈到保胃气，人们往往一下就考虑到砂、蔻、姜、术；不过湿困中阳，胃气升降受阻，用砂、蔻、姜、术助阳气以强升降之机亦不是不可。但胃阴受损者用之，则反伤胃气，因此时需助津液以保气化，所以用辛温则适得其反。叶天士用甘寒益胃阴案最多。对于余热未尽，而胃阴又伤者，当宗《伤寒论》竹叶石膏汤法。记得我在成都行医时，曾治两例患麻疹后阴伤的小孩，一例患儿素体阳盛，一例系常人体质。阳盛患儿麻疹后干咳不止，不思饮食，解黑色溏粪，极臭，舌质红而无苔，用竹叶石膏汤加芦根、黄连小剂量进服。每剂生石膏最多不超过 15 克，黄连每剂不超过 2 克，进退五剂，患儿能进饮食，大便转正常，又两剂后饮食基本正常，停药调理而愈。另一患儿则现低热，鼻中流浅红色血水，不食，舌红无苔，嘱用冬桑叶、白茅根煎汤代茶频饮，症状逐日减轻，七日后接近正常，两例患儿皆系麻疹后阴伤不思食，热重者甘寒佐苦寒为治；热轻者纯用甘寒，频饮代茶，使其水津四布而不致形成停饮，达到开胃进食的作用。这是生津以益气。在此同时，有一业余中医爱好者的两个孩子亦出麻疹。麻疹后低热不退，不思饮食。他用苦寒清热法无效，以为是真阳外越，决定采用引火归元法，一日之内两个小孩相继殒亡。此人大哭说："医书误我！"其实医书何尝误他，错在不知辨证，张冠李戴而自误。麻疹后伤阴，苦寒本非所宜，又用桂附温阳，何异抱薪救火？还有热结阳明，用苦寒急下存阴，亦是保胃气的法则之一。《伤寒论》《温病条辨》《温热经纬》言之最详，这里就不再冗述了。四十多年前，梓潼黄某，胸闷脘胀半月余，砂、蔻、楂、曲等消导，参、术等温补迭进无效，连夜派人至成都接我回梓救治。到后方知郭先生已先我一日而到，并处小承气汤。富贵之家畏硝黄如虎狼，迟疑不敢服药，要我决断。我见其舌苔黄厚，脉虽沉但有力，知系平日营养过丰，膏粱厚味蕴郁化热，积于肠胃所致，理应涤荡。力主照郭先生方服用，黄某犹豫之后，勉进半茶杯，半日后腹中转矢，又进半杯，解下黑色稠粪少许，味极臭，胸脘顿觉豁然，纳谷知香。事后黄某问："何以消导不效，非用攻下不可？"我说："病重药轻如隔靴搔痒，只能养患耳。"《徐洄溪医案》中杨某外感停饮案，与此大致相同。这是内伤病，热积肠胃用苦寒通降，保胃气之通畅，《内经》说："六腑者，传化物而不藏"。后世的"六腑以通为用"即是此意。不过使用此法一定要中病即止，切勿太过。

中阳不足，用温补法是人所共知，不过在使用时，应分清究竟是外邪所伤，还是内伤劳倦，还是禀赋不足。若伤于寒湿，则应以辛热温散为主，重在祛邪；若系劳倦内伤，禀赋不足，则应以甘温为主，重在温补。何以辨别呢？伤于寒湿多与季节、环境有关，发病急骤，不但厌食而且脘腹闷满胀痛，脉多沉紧有力，苔多白厚，舌质改变不大。若劳倦内伤，禀赋不足而致中阳虚者以满闷居多，不但苔白，舌质亦淡，脉多虚无力。这类病人即或舌上夹黄苔或薄白苔，也概以温中为主治疗。当然也应细辨有无虚中夹实之象。

饮食适度，是保胃气的一个重要方面。很多人片面理解食物的营养价值，认为什么食物的营养价值高，就多吃一些，身体就会好，结果饮食无度反伤胃气。同道某君的女儿，经常腹泻，胃纳欠佳，面色不华，反复检查也无结果，求治于我，我用温中健脾药治疗亦无甚进展，舌上白腻苔始终不退。于是留心观察，发现患儿饭后总要拿苹果或梨吃，据说饭后吃水果可以帮助消化，由此方知此儿乃过食生冷，中阳受损所致。劝其改饭后吃水果的习惯，七天后果见好转，一月后与常人无异，其间偶尔进药一剂立见效果。另有一处于恢复期的肝炎患儿，家长偏执高糖、高蛋白之说，每天鸡蛋三至五个，牛奶半斤①至一斤，高级奶糖不断。休息治疗三月，

---

① 非法定计量单位，为维持医话原貌计，予以保留。

患儿始终腹胀，精神欠佳，嗳气，偶尔腹泻呕吐，口臭，舌苔黄而厚腻，特别突出的是厌食，每餐都是在家长威逼之下勉强进食。我劝家长减食，每天给鸡蛋一个，吃鸡蛋则停牛奶，如患儿不想食，干脆听其自然，并处以加味保和丸服用。如此三日后患儿食量渐增，七、八天后呕、胀、泻俱好转，一月后完全正常。不但小孩如此，成人也是如此。1957年漆某某脑炎后期消化不好，频频反胃腹泻，治不奏效。患者舌苔极其秽腻，通过询问，才知牛奶、鸡蛋等高营养物日进五餐，于是建议改四餐，患者欣然同意，并说："我早就想减少了，吃后心中实在难受！"旋即又改为三餐，呕逆大大减少，稍用药物调整即愈。这就是古人所说的宿食未去，新谷又增，胃气很难正常运化。《伤寒论》中有"病人脉已解，而日暮微烦，以病新差，人强与谷，脾胃气尚弱，不能消谷，故令微烦，损谷则愈"。这十分清楚地说明，在胃气不强的情况下，损谷是保胃气的最好方法，而节食则是损谷的最好办法。适当减少食量，使胃气运转游刃有余，方能"以通为用"。

除了上述各方面，注意六淫、七情亦是保胃气所不可忽略的重要因素。六淫之邪尚可用药物治疗，七情则药物难于见功。七情伤人必见心胸、胁肋满闷，不思饮食，即使是平日胃气很强的人，一旦经受精神刺激，马上就消化锐减，逍遥散调和肝脾也好，保和丸消导也好，都很难收效。此时宜细心体察原因，用言语开导，方为正治。如能设法遂病者之情志，让病人移情易性，病也就易治，不然纵用千般药饵，也是劳而无功。

谈方之"王道"与"霸道"

治外感方如大将，消灭入侵之敌；治内伤方如丞相，治理国家。这是人们对方药性能的比喻之谈。外感多为六淫犯人，其来疾，其变速，其症险，尤其是温病。这就要求在短时间内克敌制胜，故用方多猛，犹如行军打仗一般，争分夺秒。内伤多为七情所伤，饥饱劳逸，日积月累，正气日渐削夺，人多不觉，或虽有感觉，但因影响不大而忽略。这样由功能而及脏器，病已形成，才被引起注意。由于其来渐，其势缓，其伤深，在治疗时要想急切见功，如奔跑太快，必致颠仆。且骤病易起，渐衰难复，因此这类方药，疗效相对地显得缓慢。人们鉴于两类方药的性能不同，常称前者为"霸道"之方，后者为"王道"之方。

长于治外感病者，崇"霸道"方而贬"王道"方，认为"王道"方如隔靴搔痒，不能治病，可有可无；长于治内伤者认为"霸道"方最伤正气，稍有过用，往往使病者愈治愈坏，甚至成为坏病。

"霸道"方长于攻逐，其力猛，往往看到某个症状明显消失，易被认为"有效"。"王道"方多用于扶正，其效缓，因气血之生长本身就缓慢，易被误认为"无效"。

其实两者各有千秋，要点在于用方之准确灵活耳。有一臌胀病患者曾自述，初胀之时如槟榔、木香、牵牛子之类一服即消，继服效果逐渐减小，更医求治，谓过用攻伐，中气不能转输，改用香砂六君子汤，初服三剂，似有效又似无效，又服三剂觉精神好转，胀也有所减轻，以后消消补补，终收全功。以治疗中病人也曾性急，嫌进展太慢，又求医改用攻逐药，两剂后几乎腹胀如故，惊骇之下，才不敢再自作聪明。

非"霸道"方不足以却邪，非"王道"方难以扶正，两者不可偏废。古人有比喻"王道"方为"君子"，所谓不求功而有功，不言德而有德，犹如"无名英雄"。其功妙在潜移默化之中。二者或分用，或合用，如十枣汤中甘遂与大枣同用，皂荚丸中之枣膏送服，保和丸之加白术为大安丸。用之得当皆有妙用。

叶天士治疗虚损久疾，强调"王道无近功，多服自有益。"我早年读此体会不深，中年对此略有体会，晚年始领会深切。久病正衰，当以"王道"方为主，多服自有益，不可操之过急，欲速则不达。惜乎有的病家只图一时之快，有的医家着眼于急功好利，对于慢性虚损之疾，而行霸道极为有害。临床上以霸道方攻伐无过，加重病情者并非罕见。上工治病，不仅要治病，更要治心，千方百计嘱病人耐心治疗，才是好的医生。此点孙思邈在《大医精诚》中言之颇详，是医之道德也。

谈治学方法

学习要靠自己，一是认真读书，一是认真临床，二者不可偏废。读书可以在我这里，临证就不必了，这里高干诊室病人太少，实践机会不多。至于灵活，可参考现代杂志，有些文章真不错，不要小看有些是公社医院医生所写，水平并不低。又如我给你的八大传染病案（指先父给我的何廉臣所辑《全国名医验案类编》），有些治案就比我灵活。

读仲景书一定要认真，他的特点是实在，没有废话，是什么病，就用什么药。后人的书好处就是详，可惜的是往往把医学道理当文章来做，动辄千万言，缺乏实在。

不要好读书而不求甚解，要不懂多问。我在成都时，曾向教伤寒多年的教师请教："太阳病，下之后其气上冲者，可与桂枝汤。若不上冲者，不得与之。"这个气上冲到底是啥样子？教师一时穷于应付。后来我在临床又细细访问患有这种病的病人，病人说："我觉得突然间，一股气往上冲。"有的又说："感觉轰的一下，一股气往上走，内外都感到不舒服。"就这样，凡是不懂的切不要不懂装懂。

如妇人患奔豚，冲至咽嗌，一医者竟云不治而死。某君慨然谓之曰："何不用桂枝加桂也？"余劝其细读《伤寒》《金匮》，尔后见吾乃曰："原来桂枝加桂是治欲作奔豚，已作奔豚则应服奔豚汤泻其肝也。"余欣然称是，可谓善读书者也。

治病务先治其心

有患者，求我诊治曰："我神经衰弱，心脏亦有病，请开人参一两。"我只诊其病而弗听其说。诊其脉，沉而且弦，笑曰："君堂堂男子，竟是妇人之恙。"其人怫然曰："为何？"余告曰："妇人多郁怒，君亦多气，是故言之。"与疏肝和胃之剂，越日复诊，已见应效，询知此人与其妻不睦，同床异梦，视为路人。感慨言之曰："先生何料事如神也。"我对其人诚恳告之曰："情志之病，药石不能为功，君当精神愉快，夫妇和睦，则不必服药。"彼乃欣然归去，以后果与妻和好，越年，病遂告愈，夫妇登门拜谢，不胜欣喜。看来医生治病，务先治其心。

乙脑与石膏及其他

齐某某患"乙型脑炎"，前医径投石膏、知母及苦寒类药，遂致亡阳之变，我诊后急书：附子一两，干姜五钱，甘草三钱。叮咛速服。

有善用石膏治"乙脑"之某大夫阅方后谓之下咽则闭。"乙脑"乃热病也，岂有用热药大剂之理云云。

齐又粗知医理，急召我至，见其四肢厥逆，冷汗淋漓。我慨然曰："若不急于救阳护阴，束手待毙乎？"一日之间，进而大剂，方使转危为安。

余谓：任何病，万不可被病名吓倒，疾病因人、因时、因地而异，岂可执一方而治万病。所谓治病就是治其人之病，人有禀赋之异，症状之异，方土之异，方应随之而灵活增减，贵在临证布思，审查隐微。以"乙脑"言之，有过用苦寒而致泄泻者，以治泄泻为重，用六和汤加粉葛有效；有因暑热而表证尚在者，用香薷饮加六一散有效。不可概以为热证，动辄石膏半斤。

附：先父认为乙脑多发生在夏秋季节，颇似温病学中的暑温、暑风、暑厥、暑痉等病证。发热、嗜睡、昏迷、抽搐、呼吸衰竭为主要特点。所以治疗乙脑不能一法、一方、一药。根据临床实践提出了八法：

1. 辛凉透邪法　邪在卫分以桑菊饮、银翘散加减；邪在气分宜辛凉重剂白虎汤，脉芤加人参，夹湿加苍术；若表实无汗，面赤口渴，右脉洪大，左脉反小，则选用新加香薷饮加减。尤推崇芦根竹叶汤之治气分实热证。

2. 逐秽通里法　暑秽内阻，热结阳明，宜芳香以逐秽，清下以通里，里通表自和也。逐秽通里，本为一法，宜有机结合。若暑秽重而热结轻，可服安宫牛黄丸或紫雪丹，加服少量大黄汁，若热结重而暑秽轻，可在诸承气汤中加少量安宫牛黄丸或紫雪丹。若脉实或滑疾者，宜通里清热的承气辈为主；若脉不实者，宜开窍通秽，安宫、紫雪为主。

3. 清热解毒法　表里俱热，气血两燔，治宜清热解毒，选清瘟败毒饮加减，急清其热，直泻其毒。

4. 开窍豁痰法　暑邪攻心，痰蒙蔽心包，神志昏迷。治宜先开窍豁痰，而后清热祛暑之法进行治疗。因热闭内窍者，选安宫或紫雪之类芳香开窍，清热解毒之品；因痰浊闭塞者，选牛黄抱龙丸开窍豁痰，清热安神；若因痰厥气闭，牙关紧闭、神志昏迷、手足抽搐，或吐泻者，治宜辛温开达，可选苏合香丸或玉枢丹之类，于芳香开窍之中兼祛寒逐秽。

5. 镇肝熄风法　痉厥、抽搐，是乙脑的主要症状。痰热壅闭，脉络不通而抽搐者，宜清热化痰，可选局方至宝丹或钩藤熄风散（钩藤、僵蚕、蜈蚣、全蝎、蝉衣、天麻、胆星、地龙）之类；若热邪深入，津液被劫，或在少阴，或在厥阴，风动作搐者，可酌选加减复脉汤或三甲复脉汤或小定风珠之类；若邪去八九，真阴仅存一二，神倦瘦疲，脉虚气弱，舌绛苔少，时时欲脱者，治宜育阴潜阳，可选大定风珠之类加减。

6. 通阳利湿法　此法是治疗乙脑的重要一环。暑必挟湿，治宜清暑利湿。须注意的是，临床上有湿热并盛，有热胜于湿，有湿胜于热等不同证型。治湿之法宜淡渗以通其阳，通阳不在温，而在利小便，即通阳利湿也。湿热并盛以杏仁滑石、黄芩滑石汤等方加减；热胜于湿以三石汤加减；湿胜于热以三仁汤等方加减。

7. 生津益胃法　热性病后期，胃阴消烁，津液愈亏，拟生津益胃一法，可收到泽枯润槁之效，临床选方用药，当视病情而定。如生脉散、五汁饮、增液汤、益胃汤，据证选用。

8. 清燥养阴法　热性病初中期，一般应润燥以存阴。选用白虎汤、承气汤之类。若津伤液耗而致内燥，宜清凉甘寒之物，才能收到养阴清燥之效。如清络饮、减味竹叶石膏汤、三才汤加减，均可收到养阴清燥和余邪外达之效。

谈用中药不能离开中医理论

一妇人贫血，医予当归、丹参、白芍、熟地、龟胶、鹿角胶、枸杞、猪骨髓、山茱萸等一味蛮补，历时数周，红血球①未见增长，乃就诊于我。我阅过原方，细观神色，切过脉后，问曰：胀乎？答曰：胀，不思食，食亦不化。我即处以理中汤，用羊排骨四两，熬汤煎药。两剂后饮食大增，两月后显著收效，后以异功、六君调理而瘥。

有问何以贫血用补血药不效，而用理中效？盖脾胃为生化之源。《内经》谓："中焦受气取汁，变化而赤，是谓血。"舍气而补血，反碍生化之源，甚则腹胀纳呆，此证是矣。中医讲究气机、气化，以气机流畅为第一要务。蛮补之害，在于阻遏生机流畅，不可不知。用中药岂能离开中医理论。

---

① 为保持医话原貌计，予以保留。

谈方剂中的药物剂量

太阳病本寒而标热，故用辛温解表治之，力求其本也。然麻黄汤之汗必溱溱如虫行为合拍。若大汗淋漓，是为误治。中医研究院一老太太患伤寒太阳表实证，曾用麻黄汤不解，而问于我曰："是否分量太轻，亦或未如您老之喜用葱白耶？"

余曰："葱白固发表通阳之良药，但症结不在此。你方中用甘草几何？"答曰："二钱。"余曰："得之矣，如何得汗？麻黄甘草相去无几，必不得汗。"

乃减甘草量，麻黄二钱，杏仁二钱，桂枝二钱，甘草五分，一剂即得微汗而愈。

平素学习方剂，往往只记药，草草读过，不研究其分量，实乃不善读书者也。日人云："汉方之秘在于剂量"，此当为研究中医之金针也。

论"食疗"

久病之人，胃气大虚，往往不胜药力，稍补则壅，稍通则伤，稍温则火亢，稍冷则阳伤。更有服药长久，胃气大损，病人往往厌药，用药即使对症，亦难获满意的效果；如不对症，胃气一绝，危殆立至。故古人反复告诫，留得一线胃气，便有一线生机。在这种情况下，如果能灵活采用饮食疗法，往往可以稳定胃气，化险为夷，度过千钧一发的险关，为下一步的治疗打下基础。人类在生存进化的过程中，机体通过长期的验证，自发地在患病情况下，出现缺什么，就喜欢吃什么的现象；多什么，就厌恶什么的现象。如阴亏者喜食水果，脾虚湿重者喜食辣椒，这种现象的实质虽尚未为人们完全认识，而胃以喜为补，却是饮食疗法治疗疾病的一个重要原则。《内经》说："临病人问所便"。这个"便"，就包括了病人对饮食的喜恶。

1962年，我院一家属热病后又生疮，长期服药，病虽退，病人烦躁、失眠、不思食，后来又发生呕吐，吃饭吐饭、喝水吐水、服药吐药，如此三日。患者系年迈之人，子女以为已无生望，抱着姑且一试的心情求治于我。我询知患者想喝茶，即取"龙井茶"二钱，嘱待水沸后两分钟放茶叶，下后煮两沸，少少与病者饮。次日，病家惊喜来云："茶刚煮好，病人闻见茶香味就索饮，连饮两口未吐，前后喝了两小碗，非但未吐，反觉舒服，腹中鸣响有矢气，当晚即能入睡。次晨醒后，如饥索食，不知能不能与食，还须服用什么药？"我想，久病年高之人，服药太多，胃气已损，今胃气初苏，切不可再投药石，如稍有不确，胃气一绝，后果不堪设想。令用极稀米粥少少与之，以养胃阴和胃气。如此调理月余，精神日佳而康复。彼时病者正气大亏，胃气仅存一线，虽有虚热内蕴，不可苦寒通下，若强用苦寒通下则胃气立衰。故用茶叶微苦、微甘、微寒而兼芳香辛散之气，清热不伤阳，辛开不伤阴，芳香微甘有醒脾悦胃之妙。茶后得矢气即是脾胃气机已通，能入睡，醒后索食即是阴阳和调的明证。用甘淡米粥养胃而慢慢康复正是稳扎稳打的意思。

治疗低烧的体会

病因为本，症状为标，急慢性病都要询问病因，审证求因，必伏其所主，而先其所因；正气为本，邪气为标，邪之所凑，其气必虚，邪气盛则实，精气夺则虚，这就将疾病的内外因联系起来了，外因通过内因而起作用，风雨寒热，不得虚，邪不能独伤人，即正气存内，邪不可干。

外感发热病，必须分清是风、火、暑、湿、燥、寒以及温疫之杂气、疠气为病。而不少低烧病人，求因就是困难，病因不易问出，有的一拖几年。内伤低烧病我本着肝为罢极之本，阳气者烦劳则张这个理论指导临床实践，取得较满意的疗效。

根据《内经》这两句原文及我的体会：因患者不善于掌握劳逸结合，过度疲劳，中气损伤，脾阳下陷，以致消化不好，营养不足，中气不固，脾失健运，脾阳泛越，虚热内生；肝喜条达，而易寒易热，精神过度紧张，而致肝脾不和，亦能引起低烧。这样的低烧主要调理肝脾两脏。我治一病人年近七十，低烧八年，自诉多开会或烦劳之后必然体温升高，静养不服药体温也能恢复正常。由此可知，阳气者烦劳则张是有根据的。烦劳则张，实为阳虚，这个阳是指中焦脾胃之阳，亦谓之中气、中阳。虚则不内敛而外越，以致低烧。这样的低烧有人用青蒿鳖甲汤多不见效，这是治疗阴虚发热的方。阴虚发热每至夜晚烦热、盗汗、热退无汗，有时微恶寒。久患内伤低烧有气虚、血虚之分，不在气分就在血分。我看属气分者多，而属血分者少。阳虚则寒，阴虚则热，都是病人自己的感觉。而这种低烧病人往往也有不觉发热、发冷，只觉劳乏无力、自汗、头晕，脉无力，体温测量偏高，一般是下午高，劳累之后往往高得更明显。

这种病人，我在北京、四川都治得不少，用药大体上是甘温除热法，轻则用补中益气汤，重则用当归补血汤合甘麦大枣汤加党参，即当归、黄芪、党参、甘草、小麦、大枣。若汗多用浮小麦，若脉弦细数、脾胃虚弱、疲乏嗜睡、体重、关节疼痛、口苦、食不知味、大便不调，宜升阳益胃汤。这是挟湿热而为补中益气之变局，未离甘温之法。

曾治一女同志低烧已两年余，消化不好，不想吃东西，疲乏无力，身痛、关节疼痛，月经不正常，或前或后，多方调治无效。我用升阳益胃汤，总共剂量是十五两，研粗末，分为三十包，每日煎服一包，服一月后食欲渐好转，低烧亦渐降低。共进三剂，连服三月而恢复健康，药费才两元钱。

若脾胃虚，过食冷物，复损伤脾胃，阳气抑郁；或先有外感治疗不当，犯凉遏、误补，热郁于内，以致长期低烧、头晕、口苦，或见热如火燎，扪之灼手，宜升阳散火汤或火郁汤。这都是从升麻葛根汤套出来的，有升有散，升的是脾阳，散的是郁热，本"火郁发之"的理论。因升阳散火汤中有人参、甘草、大枣，脾弱气虚、疲乏者用之；外感郁闭者用火郁汤，调和肝胆胃之功能，升散郁结之热，胸胁满可合用越鞠丸。

低烧偏于血分者，体虚，脉细无力，月经量少色淡，男、妇、老、幼均可用圣愈汤加地骨皮，消化不好加神曲、荷叶。荷叶能平肝胆热，而升脾胃清气。脉弦细数，胁下痞，烦热甚，口苦，用丹栀逍遥散加香附、神曲、荷叶，胁痛加川芎。香附、川芎同用，肝胆郁气才能推得动，这就套了越鞠丸。胁痛甚可再加郁金，胁下有块用姜黄。低烧病人，苦寒药不宜多用，不仅伤脾败胃，苦寒太过亦化燥伤阴。

另外，慢性病尤其要重视胃气为本，内伤低烧，脾胃已弱，药量亦宜轻，宁可再剂，勿用重剂。用之欲速不达，反伤中气。这是临床用药原则，必须重视，要善于掌握。

附1：重视临床基本功

先父认为辨证论治是中医的重要特点，是前人从实践中总结出来的宝贵经验结晶。要学会辨证论治，首先必须练好基本功。从临床实践的角度来说，四诊、八纲、病因、治法、方药等就是基本功。

先父说，四诊实际上就是搞系统的调查研究，力求做到知己（正）知彼（邪）。望、闻、问、切是调查研究的四个方面，在综合归纳分析的过程中，理法方药也就自然形成。四诊首先为望，次闻、问，最终才是切脉；前人所谓"四诊合参"，就是叫我们把四诊看成一个有机联系的整体，防止片面性。先父重视脉诊，认为切脉对分辨疾病的原因，推测其变化转归，识别寒热虚实的真假，都有一定的意义。古人论脉，众说纷纭。先父认为：王叔和分类过于庞杂，而程钟龄以胃神根为本则颇扼要。并指出仲景就只以浮、沉、迟、数、滑、弦、动、紧、促、结、弱、代统之。

辨证方法很多，如八纲、六经、卫气营血、脏腑经络以及病因辨证等等，而八纲是辨证的总纲。如六经辨证，太阳主表，阳明主里，少阳主半表半里，三阴则统属于里。三阳多属阳证，三阴则多属寒属虚。但三阳亦有寒证，三阴亦有热证；既有正虚邪盛从阳入阴，也有正复邪却，从阴出阳。无论何等复杂，总是以八纲辨证为基础的。先父认为治时病，主要抓表里寒热，曾见一些同道一见发热，即投以大剂苦寒，结果热反冰伏，阻遏汗源；改用汗法则其热立退。但热病后期也要注意到虚实，杂病则重点抓脏腑的虚实阴阳，毋虚虚，毋实实。如神经衰弱一病，多由情志不遂或用脑不当引起，属于虚者固多，夹实者亦不少，未可一见则蛮投补剂。常采用调和肝脾，平补平调之法如越鞠丸、温胆汤、十味温胆汤等。

病因方面，先父重视内因对发病的决定作用。如治体虚多汗卫气不固，腠理空疏，经常感冒的病人，不敢辛温辛凉常法，而采用"玉屏风"散的甘温，阳虚甚者还加附子。对时病辨证，很注意季节、气候。如对乙脑一病的治疗，1955年河北石家庄首先用白虎汤取得经验，1957年京津地区乙脑流行用之则不效。他指出，1955年乙脑偏热，故用白虎汤疗效好，1957年偏湿，属湿温，盖暑多挟湿，尤其夏秋淫雨最多，湿盛于热者，"徒清热而热不去，湿留之故也"，则非芳香淡渗不能为功。

又瘟疫一证，与四时温病不同，乃杂气为病。先父治寒疫喜用十神汤加减；又有一种似温病非温病，似伤寒非伤寒，他称之为"杂感"，喜用杨栗山先生方，尤推崇升降散。热疫亦用上方（寒温条辨十五方），其治多效。

先父在立法用药方面，贯彻了"汗而毋伤，下而毋损，凉而毋凝，温而毋燥，补而毋滞，消而毋伐，和而毋泛，吐而毋缓"原则（《蒲辅周医案》整理说明篇中误印为"湿而毋燥"）。他认为：八法均需掌握分寸，毋太过或不及，用之不当，每多弊病，因而推崇程钟龄"医门八法"。如汗法，先父认为外感疾病，表从汗解，所谓"体若燔炭，汗出而散"，其于表虚卫气不固者已如前述。而体实无汗者，即温病初起用银翘散，亦喜加葱豉透达。"乙脑"本是热证，清热亦是常法，但不可过剂。临床有服寒凉太早、太过，转为寒中不得不用参附救逆。并曾屡诫：凡用清法，便须考虑胃气，体弱者宁可再剂，不可重剂；否则热病未已，寒证即起，变证百出。

在用药上，先父认为药物本为补偏救弊而设，用得好，能治病，用得不好，反可致病。他治病，配方谨严，剂量小，花钱少，力求简便验廉，值得我们学习。有人曾经认为：凡方剂上有人参的就该用人参。先父当即反驳："人参败毒散、参苏饮你也用人参吗？"并指出：唐以前所用人参皆系党参，以其时辽东尚未开发，文献记载，皆以上党所产为正品。临床一般补气健中用党参，生津养阴则用沙参、玉竹代之。1968年夏初有同学去京见到先父，他老人家还关切地问到梓潼所产泡参（桔梗科植物，为四川特产药材）的产销、使用情况。认为泡参价廉可以代党参、人参使用，并谓：其味甜而淡，大可健脾益气，其体疏松，堪称补而不壅，唯其味淡力薄，故每须重用之。他一贯反对滥用补药，对那种希望服补药求长生比之缘木求鱼，对那些鼓吹补药者，斥为痴人说梦。他推崇程钟龄先生的药补不如食补，食补不如神补之说。他说：合理的营养，有恒的锻炼，坚定的意志，自然能身体健康，何必乱服补药。对那种迎合病者心理，滥开贵重药品，以求"高明"的做法是深恶痛绝的。

有人曾经称先父为经方派，其实他认为经方谨严、时方灵活，故临床不拘于时方经方，经常是师其意，而不必泥其方。此外，还善于向民间和同道学习。如外感热病，肺胃津伤，烦渴，热不退，不可汗、亦不可下，唯有生津退热；他用鲜芦根二两、鲜竹叶一两煎汤，频频口服，汗出热退，衄者加鲜茅根兑童便服。在药物用量上也是颇有研究的，他从来反对动辄一两二两的大包。对慢性疾病，主张使用煮散，即每用五六钱粗末煎服，既省物力，又不伤正，喻之为"轻舟速行"。如他治一例内耳眩晕症患者，曾经屡用养阴平肝、泻肝和胃、熄风潜阳40余剂不效，综合脉证，断为热郁夹痰，用温胆汤加味，三剂眩晕即止，以后改为六钱小剂作粗末煮服，最后治愈。

附2：谈脉之常变及诊脉的价值

1963年在京同先父出诊。诊张老之脉，六脉皆大，先父说张老禀赋素厚，不能以火看待，这是六阳脉，还有一种六脉沉细如丝，亦不为病者，名六阴脉，如刘某就是这样。先父的脉也经常结代，仍然活了这么多年。一女学生，一日为先父诊脉，先喜形于色，既则蹙眉不语。先父笑问曰："何如？"良久，始告曰："我知之而不敢言。"曰："何也？"答曰："四至一歇。"先父微笑曰："汝有功夫。歇止脉危，是否三四动止应六七？六七日后尔当再来。"后果来，讶其如初，问其故？先父曰："我有此脉久矣，岂可一见歇止脉即断为不治，须脉证合参。我在四川、北京都曾见过。六脉俱浮，但从容和缓者，皆活了九十多岁。还曾见一女同志其脉细，沉取始见，但六部匀平，也长寿。所以无病之脉亦可见浮或沉。如五部脉皆虚，一部脉独实，其病为实；反之五部脉皆实，一部脉独虚者，其病为虚。可见持脉应知常达变"。

《金匮》云：男子平人，脉大为劳，极虚亦为劳。所谓大，是大而无力或无柔和感，心脏有病者多见此脉。中医所称痰湿体形多见脉沉细；或大而鼓指，皆为气血紊乱所致。临证一定要四诊合参，切不可执一。罗天益云："医之病，病在不思"，确为名言。

"不知其常，焉知其变"，惜乎中医典籍中言变甚多，言常甚少。先父结合实例，不仅指出六阳脉、六阴脉是其常，就是结代脉，正常人亦有出现者。六脉皆浮，六脉皆沉，只要和缓匀平者，均属正常。临证时细心观察其常与变，认真总结，可补典籍之不足。

先父为海内名医，尚且不单凭脉断病。遗憾的是有些医生自恃高明，只凭三个指头切脉，便可洞察一切。真可谓"不用病家开口，便知病情根由"，其实这纯属江湖骗术。《内经》早就指出要四诊合参，不可执一。如《素问·脉要精微论》说："切脉动静，而视精明，察五色，观五脏有余不足，六腑强弱，形之盛衰，以此参伍，决死生之分。"这不是明确提出不能单凭切脉断病吗？先父曾严肃地批评这种医生："自恃高明，闭目塞听，单凭切脉诊病，哗众取宠，缺乏实事求是、认真负责的科学精神，不是全心全意为人民服务的态度。"同时也指出"少数患者看病，只伸手臂，考验医生三指头，不叙病之根由、病情变化等，实为自误"。这些苦口婆心的金玉良言，医者均当引以为戒。

第二篇 蒲志孝学术论文

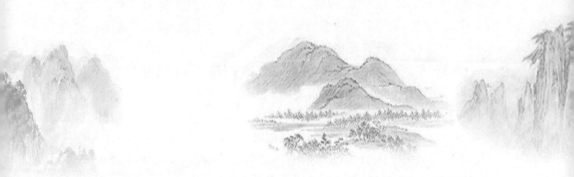

论　肝

前人论肝，言有余者多，言不足者少；论变者多，论常者少。谈肝气、肝阳之不足者，尤其少。此亦一失也。

肝藏血、主筋、主疏泄、主谋虑、合骨，合骨者，筋之所束，骨也。此皆阳气之用，乃肝之生理功能。

人体各个脏腑，皆有常、变、不足和有余，肝不能例外。肝内寄之相火，乃肾中真阳，寄藏于肝胆之中，前人用春天温暖之气加以比喻，实谓其为人体生发之气。《内经》对此言之既明且详。如《素问·四气调神大论》说："春三月，此谓发陈，天地俱生，万物以荣……生而勿杀，予而勿夺，赏而勿罚，此春气之应，养生之道也，逆之则伤肝，夏为寒变，奉长者少""逆春气则少阳不生，肝气内变"。《素问·玉机真脏论》说："春脉者肝也，东方木也，万物之所以始生也"。对于肝阳之常，经文了了，明白不过，惜乎后人片面理解，动辄伐之、消之，犹如草木动芽的初生阳气，能经此戕伐而无伤乎！

朱丹溪重养阴，也未尝认为肝阳皆为病态，其《相火论》谓："天非此火不能生物，人非此火不能有生。"后世重肝阳者莫过于黄元御，他把肝阳和脾阳的生理功能相提并论，确系别有见地。其谓："肝木生于肾水而长于脾土，温和则肝木发荣，太静则风恬水寒，土湿不能生长……生气不足者十当八九，木气抑郁而不生是以病也。"他这里所讲实系肝、脾、肾阳气俱不足，不过特别强调肝而已。冬至一阳初生，即肝阳萌动；此阳不动，如树之不能孕芽，来春不能发芽，树即死矣。人体若无此阳生发，生机也就结束了。俗有老牛、老马难过冬至、惊蛰节之说，蜀中俗气冬至节用羊肉炖附片食，就是助其生发之阳。

肝阳不足和肝阳亢盛同属肝病。肝阳不足又有何表现？《素问·生气通天论》云："阴之所生，本在五味；阴之五宫，伤在五味，是故味过于酸，肝气以津，脾气乃绝。"这段经文，我的看法是说肝阴过盛，也会使脾气受困而导致无运化之力。《伤寒论·厥阴篇》有干呕、吐涎沫、头痛者，吴茱萸汤主之，这是指肝寒犯胃。又说："食谷欲吐，属阳明也，吴茱萸汤主之"，这是胃寒及肝。人们平时所论多为肝阳过亢犯脾胃，而对肝之阴邪犯中却少提及。我在临床所见凡属肝胆疾患，后期大便色白或灰白（系指与正常大便的黄色相对而言，非纯白色）而稀溏者，多难治，因胆汁告竭，即肝胆阳气将竭也。人只知胆汁性寒，却不知胆汁在人体内属热性，以其能帮助消化。正如唐容川所说："食气入胃，全赖肝木之气以疏泄之，而水谷乃化，设肝之清阳不升，则不能疏泄水谷，渗泻中满之证，在所不免。"这类功能的衰减，皆属肝阳不足的表现，无论从理论上、实践上，这种类型的病都是存在的。前人论此尚不少见，兹不过略举一二，以明肝阳之重要而已。勿得动辄苦寒戕伐。临证每见有些医生，一听说患者曾经生过气、腹胀，便不分虚实，不问新久，广木香、郁金、青皮、香附之类，甚至三棱、莪术大剂迭进，使病者元气大伤，病情反而恶化。喻嘉言治袁聚东痞块案即系此类。医者数月以来唯事化坚削痞，见胀消胀，殊不知正气愈攻愈虚，终至无力运转，而一助正气则转运之力复，痞块自散。民国初年，张锡纯反对滥伐肝木，在用药上明确指出三棱、莪术、青皮等药过用对肝的损伤，可谓别具只眼。也有人谓用广木香、青皮每次十克以上亦未见其害。不知一是所用多系复方，药物互相牵制，其害不显。二是正气尚旺的病人，恢复较易，果系久病正衰，设或广木香、青皮单用至十克以上，其害立见。我院一患儿，患慢肝久治不愈，患儿面色不泽、大便溏薄，我以甘草干姜汤为主治愈。即取土温则肝木发荣之义。

　　然此说绝不否定其他治肝法则，不过是应知常达变而已。古人亦未偏执一说，罗天益说肝之治有数种：水衰木无以生，以地黄丸滋之；土衰而木无以植，则参、苓、术、甘草以培之；血虚有火，用逍遥散以清之；血虚无水，四物汤以养之。补火之法，下同乎肾，泻火之法，上类乎心……此论对肝病的治疗较为全面，只是逍遥散用于血虚有火，似欠妥当。晚清王泰林集历代医家治肝之说，理法方药粲然大备，其温肝之法，用药多来自孙真人《千金要方》。

　　前面谈肝阳之常，于此再谈肝火过亢。泻肝火之方，首推龙胆泻肝汤。方中用龙胆草、栀子、黄芩苦寒直折过亢之火，柴胡之升，遂其条达之性，又用泽泻、车前、木通开下行之道，以免一派苦寒而致火邪冰伏于内，上下分解，其火自散。以当归佐生地养肝之体，使阴中有阳，不致成死阴一团，用甘草者，先实脾之义也。此方立意精巧，深明肝体、肝用、肝火过亢的关系，然必偏重于肝火旺者宜之，若火邪不甚者丹栀逍遥散较妥。肝气久郁化火，气滞火郁者多用四逆散合左金丸，我习用四逆散加炒川楝二枚，其效似优于左金丸。肝火上窜，巅顶疼痛者，用小剂四逆散（柴胡 5 克，枳实 3 克，白芍 9 克，甘草 2 克）加川芎 2 克，茶叶 6 克。川芎辛温香窜能直达巅顶，茶叶苦甘芳香，功擅散无形散漫之气热，一升一降，辛香不伤阴，苦降不伤阳，效果甚佳。若火偏甚者，以苦丁茶易茶叶，若两胁胀甚者，酌加黄荆米六至九克。治法在人，总以见证为准。肝气久郁，既有脾湿又有火象显露者，可用越鞠丸。但肝郁之证，多起于情志，若情志始终郁郁不畅者，药石终难收功。程钟龄说逍遥散"药逍遥，人不逍遥奈何？"可谓至理名言。我临床数十年从未见豁达大度之人有郁证，也未见心胸狭隘、多怒多郁之郁证单凭药物治愈者。至于养肝阴、平肝阳，前贤之论既详且备，不必多讲。

又前人称风木为五脏之贼，百病之长，无非因肝为气血之脏，为症最多，且见证变化多端，往往寒热、虚实并见，其中肝气为病最多。盖人为万物之灵，一情不遂，不免内心抑郁，故其治颇为棘手。临证若能细心体察，除用药治身外，尚需兼用言语开导以治其心，则往往能有事半功倍之效，俗谓"心病还须心药医"是也。

1963 年我赴京探望先父时，曾就中医基础理论中很少谈到肝阳、肝气虚的问题，求教于先父，先父谈了他的看法。在以后的谈话中，先父又多次提到这个问题，该文系据先父的历次谈话整理而成。

肝气、肝阳虚简论

五脏均有气、血、阴、阳、虚、实、补、泻，唯独肝脏极少有人明确提出可用温阳补气之法。在肝病具体分型中，也没有给予肝气虚、肝阳虚一定的位置。一般认为肝为将军之官，内寄相火，体阴用阳，属木应春，喜升主风，阳易亢动，阴易亏损，故肝的虚证便仅肝血、肝阴不足一途。如钱仲阳认为"肝为相火，有泄无补"；朱丹溪亦有"肝常有余"之论。近世著作，如五院教材的《中医内科学讲义》就干脆指出："肝之寒证，仅见寒滞少腹厥阴经脉"。即或偶有论及肝气虚、肝阳虚的，也往往一笔带过，缺乏系统的分析和论述。

我认为，肝气虚、肝阳虚是客观存在，不容忽视，这直接关系到中医脏象学说的完整性问题。《素问·生气通天论》指出"阳气者，若天与日，失其所则折寿而不彰，故天运当以日光明。"这是说人体阳气的重要性，当然也应该包括肝阳。盖肾为元阳，乃一身阳气的基础，"子能令母实，母能令子虚"（《难经·七十五难》），肾为肝之母，肾亏能令子亏，肾既有水火之亏，肝何独亏于水？肾阴不足可以引起肝阴不足，前人称此为"乙癸同源"，肾阳不足当然也可以引起肝阳不足。再就肝本身而论，一般以肝阴为体，肝阳为用，哪里只有阴虚而不存在阳虚的道理。又《内经》谓"肝者，罢极之本"，罢同疲，如肝无气虚用怯，何得称之为罢极之本？再以肝经有寒滞之证论，经脉是受脏腑支配的，是脏腑气化的路径。邪之所凑，其气必虚。倘肝无气虚阳虚，寒邪何以能侵袭肝经，而造成寒滞之证？诸如以上问题，都涉及中医脏象理论的全面性和完整性。因此，要说肝无气虚、阳虚，在中医理论上是无法解释的，显然是一件憾事。

　　肝气虚、肝阳虚的客观存在，必然会使人们从不同角度和不同程度感觉到它。《内经》就明确地谈到了肝气虚这个问题。《素问·方盛衰论》曰："肝气虚则梦见菌香生草，得其时则梦伏树下不敢起"，《素问·上古天真论》云："丈夫七八肝气衰，筋不能动"，《灵枢·天年》亦云："五十岁，肝气始衰，肝叶始薄，胆汁始减，目始不明"。后世如明代张景岳在《求正录·真阴论》中谈到肝阳虚之证："或拘挛痛痹者，以本脏之阳虚，不能营筋也"。清朝王旭高治肝的四种补肝法中，亦提到了补肝气和补肝阳。近世张锡纯《衷中参西录》载："邑王氏女，年二十余，心中寒凉，饮食减少，延医服药，年余无效，且益羸瘦。后愚诊视，其左脉微弱不起，断为肝虚证"，"遂用生黄芪八钱、柴胡、川芎各一钱，干姜三钱，数剂而愈"。并进一步指出："愚自临证以来，凡遇肝气虚弱不能条达，用一切补肝之药皆不效，重用黄芪为主，而少佐以理气之品，服之覆杯即见效验，彼谓肝虚无补法者，原非见道之言也。"先父蒲辅周指出，五脏皆有"阳虚阴虚之别"，"肝阳虚则筋无力，恶风，善惊惕，囊冷，阴湿，饥不欲食"，并谓："肝炎阳虚者，亦可用附子汤"（见《蒲辅周医疗经验》一书）。可惜以上这些议论，很少引起重视而加以深入细致的探讨。

　　肝藏血，以血为体，以气为用，血属阴，气属阳，故谓肝体阴用阳。肝的阳气，是肝脏升发和疏泄的一种能力，肝的阴血，是肝脏功能活动的物质基础，肝脏的这种阴阳关系与其他各脏阴阳的关系一样，都是相互为用，阴阳互根的。"阴在内，阳之守也；阳在外，阴之使也"（《素问·阴阳应象大论》)。"无阳则阴无以生，无阴则阳无以化"(《医宗必读·水火阴阳论》)。那么，肝"体"可以影响到肝"用"，肝"用"亦可以作用于肝"体"。"凡阴阳之要，阳密乃固"(《素问·生气通天论》)。在某些发病情况下，肝"用"更为重要。七情伤肝，皆是直接影响了肝"用"，进而波及肝"体"的。肝病分虚实两大类，实证尚有由虚及实者，除一般所谓本虚标实指阴虚、血虚外，还应有肝气、肝阳不足，肝的虚证有属"体"不足的血亏，也有属"用"不强的气衰。这些类型都应该包括在肝脏气血阴阳之内。如果只看到血虚阴亏，而不重视气虚，显然是不够全面的。为此，我们认为把肝气、肝阳作为病名来看待似不太恰当，这样易于使人忽视了肝之阳气的生理作用。脾气、胃气，肺气、肾气，这些气都是指各脏腑的功能之气，应该和胃气上逆、脾气下陷一样，将肝气和肝阳的病变更确切地说为肝气犯胃、肝气横逆、肝气不舒、肝气郁结、肝气虚、肝阳虚、等等。

　　肝气虚的证候，与肝功能活动的范围关系极大。肝主血液之贮藏和调节，又主全身之筋的活动。同时精神情志的调节，也与肝气有密切关系。肝气对气血、精神、消化的影响，中医称为疏泄。肝脏气虚用怯就会表现出肝脏功能活动的低下或虚性亢奋。前者常见于肝气虚，后者多见于肝阳虚。临床上，常可见到由肝气虚以至升发疏泄无权，使肝失其条达之用，证见胁肋满闷，四肢乏力，懈怠、不耐疲劳，易怒，懒言，精神不畅，喜悲恐，善太息，腹胀，不思食，食则胀甚，嗳气，震颤，口干酸苦，不甚思饮，视力减退，头痛而昏重(尤以前额巅顶、太阳穴处为突出)，巩膜微黄，脉沉细或弦数，舌苔白腻或黄腻。这些症状的出现，都是由于肝气虚而疏泄不行，影响到气血、精神、消化等功能活动的结果。

　　气虚乃阳虚之始，阳虚乃气虚之渐。肝气久虚势必形成肝阳不足，气机升降机枢不灵，浊阴阻塞上下，胸胁满胀连及少腹，阴邪上逆而频频嗳气呕逆，甚则腹胀如鼓，四肢肿胀，冷过肘膝。形容消瘦，脸色黧黑，口干苦，尿黄如浓茶，大便少而干燥或稀溏，脉象沉细而虚数，或革。苔黄燥或黄腻，舌质或胖或瘦，总有黯色，以及梦多寐少，睡中常手足惊搐等等。凡此种种证象，皆由于肝之阳虚气弱，肝用难展，疏泄无权，而致积痰、留瘀、积热，进一步又影响到肝用，这样就是虚实并见，寒热并存。所以本虚标实、寒热并见是肝阳虚的特征，在临床上易于混淆，不易被人正确认识。

虽然，由于肝脏生理作用比较复杂，肝病牵涉脏腑不同，兼夹证候不同，病因不同，又由各个病人体质、生活习惯、禀赋之异，所表现出来的症状也就相当复杂，但是，仍有一定的方向和证象可寻。我们把它们总括为三个方面：

1. 肝经所过部位出现的病变；

2. 肝的功能活动方面的障碍和外在表现；

3. 与肝相表里、相母子等关系的脏腑发生有相互关联的病变。

上述的病变，属于气虚或阳虚的，均可作为肝气虚、肝阳虚的辨证依据。它是与其他脏腑气弱阳虚的鉴别之处，也是肝气虚、肝阳虚的诊断要点。

这里，有必要讨论一下肝脾气虚之间的区别和联系。脾主运化，肝主疏泄，脾得肝之疏泄则运化健旺，肝得脾所转输之饮食精微的滋养，则肝气条达。黄坤载谓："肝气宜升，胆火宜降，然非脾气之上行，则肝气不升，非胃气之下行，则胆火不降"，这是指脾对肝的作用。唐容川谓："木之性主于疏泄，食气入胃，全赖肝木之气以疏泄之，而水谷乃化；设肝之清阳不升，则不能疏泄水谷，渗泻中满之证，在所不免"，这是说肝对脾的作用。脾的运化除脾本身功能活动的作用外，肝的疏泄作用亦是很重要的，不能因为强调脾转输精微对肝的作用，而忽视了肝的疏泄功能对脾转输作用的影响。临床如猛然大怒或悲恸，常引起饮食不能下，下而难化就是很有说服力的证明。至于肝脾不和，肝胃不和，肝脾两虚等证型，都是肝病影响到脾胃纳化的病变。因此，在肝病气虚用怯的情况下引起脾胃纳化功能失常，单纯治脾往往疗效不佳。张锡纯曾指出："曾治有饮食不能消化，服健脾暖胃之药百剂不效，诊其左关太弱，知系肝胆不振，投以黄芪（其性温升，肝木之性亦温升，有同气相求之义，故为补肝之主药）一两，桂枝尖三钱，数剂而愈。"临床上，我们也有这样的体会，肝病气虚用怯而致脾胃功能不好者，单治脾往往不会满意。这种情况，在胃肠神经官能症中最为常见。

兹举一例治验以证之。患者龙某某，男，47岁，职工。上气喘气，面黄不华，自述两年前因过度愤怒而致胸腹胀满，以后饮食逐日减退，渐至不思饮食，前后服中药五十余剂，并兼用酵母片、维生素 B_1 片等助消化药，但并未好转。近半年来，晚饭根本不敢吃，吃后胀闷难受，无法安卧。自汗多，脉微细，舌质淡，苔薄黄。此乃郁怒伤肝，久之则气虚用怯，疏泄不行，用党参 24 克，黄芪 24 克，附片 3 克，干姜 3 克，当归 9 克，山药 15 克，桔梗 9 克，白芍 9 克，五味子 9 克，枳实 4.5 克。大补肝气，兼佐通调，三剂后矢气频转，胸腹胀痛减轻十之八九，五剂后完全好转，遂停药上班工作。

对于肝病的治疗，前人早已指出了一些方向，提及了必须注意的一些特点。陈士铎在《石室秘录》中写道："至于肝为木脏，木生于水，其源从癸，火以木炽，其权挟丁，用热不远寒，用寒不得废热，古方治肝之药，寒热配用，反佐杂施，职此故也。"《伤寒论》厥阴篇中乌梅丸、当归四逆汤、干姜黄芩黄连人参汤，都是寒热并用。唐容川认为，这是由于肝"其经名为厥阴，谓阴之尽也，阴极则变阳，故病至此，厥深热亦深，厥微热亦微，血分不和，尤多寒热并见。"寒热并用这一特点，正与肝阳不足，常表现出寒热并见的症状相吻合。

王旭高为治肝大家，其补肝气用天麻、白术、菊花、生姜、细辛、杜仲、羊肝；补肝阳用肉桂、蜀椒、苁蓉，大部分仍泥于祛风范围，似有不尽吻合之处。肝脏本身气虚用怯，功能活动衰弱，应该属于虚寒一类，自当在补肝体之中施用温养之法，而稍佐一、二调气之品，与寒邪伤肝，当用温药辛散通阳是有不同。寒邪直中肝经，致使肝寒凝滞，临床表现为四肢厥冷、腹痛、指甲青紫、或囊冷阴缩、或腿肚转筋、脉象弦细、或沉细欲绝，病势较急骤，宜选用川椒、吴萸、桂枝、附子、细辛等药物为主，再配伍疏肝理气的乌药、香附，益气养血的党参、当归等共同组成温肝散寒的方剂，如当归四逆汤、暖肝煎等。而肝脏本身功能衰弱，阳虚阴盛，则临床表现为懈怠，不耐疲劳，郁郁胆怯，四末不温，也会出现痞满等脾胃症状，乃木不疏土之故。脉沉迟，发病较缓，多系逐渐形成。其治重在温养，与寒邪直中肝经当用温药辛散同属温肝一法，但区别在温养，须在补气养血中佐以温药以助肝之生升之力，不能单用辛温热药。学习前人经验，根据我们临床粗浅体会，党参（包括人参、太子参）、黄芪、甘草味甘性温补气生津者，补肝气最为得宜。苁蓉、锁阳、鹿角（包括鹿茸、角霜、鹿胶）、淫羊藿、巴戟、胡芦巴、杜仲、川断、菟丝子、桂圆肉等，温而不燥，补肝阳最为合体。如肝气虚、阳虚又兼寒邪凝滞或本身阴凝太甚者，又必赖附子、干姜、肉桂、当归之温而辛散，尤其附子能散能收诚为妙品，肉桂入肝走血分，能助长生气，通血脉。根据肝气虚和阳虚的特点，拟定了益气补肝汤和温阳补肝汤。

方中黄芪与党参配伍能补肝脏生升之气，其中黄芪性升，与肝气弱而不升最宜，故为主，应重用；气弱血必不足，故辅以归、芍养肝之体以助肝用，且有阳生阴长之义，增强益气之功。肝气弱而不疏则气必留结，少用枳、朴助参、芪以散其结，可以起到补而不滞、通而不伤、升而有降的作用。

若肝气弱致肝阳不足，则加姜、附，温肝肾之阳，偕同参、芪、芍，温而无辛散之弊，又用黄连制肝内郁热，枳实疏肝之滞，既可引郁热下行，亦可使温药不致有升无降，出现火亢现象。至于二方加减，可随气候、禀赋、病情深浅而变化，如：

1. 阴亏加枣仁、枸杞、首乌、知母、玄参。

2. 血络不通加丹参、地龙、甲珠。

3. 胁痛加郁金、姜黄。

4. 发黄加茵陈、姜黄（瘀血发黄不在此例）。

5. 瘀热甚者加栀子、茶叶。

6. 虚阳上越者加龙骨、牡蛎、石决明。

7. 出血加藕节、地榆炭、仙鹤草。

试举几例验案来说明我们对肝气虚、阳虚使用补法在理、法、方、药中的粗浅认识和体会。

（一）偏瘫

梁某某，男，12岁。

初诊：1974年3月10日。家长主诉：患儿在1974年1~2月，先后患感冒、化脓性扁桃体炎，连续发烧，故频频使用各种抗生素、解热镇痛药、激素及大剂苦寒清解类中药。至2月下旬，右侧手足突然瘫痪，且不能言语。舌苔白，脉细。

儿童本为稚阳之体，经大剂苦寒重损肝肾阳气。肝主筋，筋主收引；肾主骨、生髓，通于脑，故发为偏瘫，不语。治宜大补肝肾阳气，佐以通络：党参24克，黄芪24克，附片6克，锁阳15克，菟丝子15克，枸杞9克，白芍9克，淫羊藿9克，怀牛膝6克，龙马自来丹（一日一次，每次0.3克）。

三剂后右腿可以屈伸，七剂后可以站立。一月后可以行走。三年后家长来告："患儿三月后康复，唯思考问题不够敏捷尔"。

（二）眼疾

郝某某，男，10岁。

初诊：1977 年 4 月 4 日。患儿于 4 月 1 日眼睛发红，眼痛，但不甚厉害，照常上学。经某医院眼科诊治，为处荆芥、柴胡、菊花、丹皮、赤芍、桃仁、黄芩等发散、清热、活血药两剂。药后症状加剧，白睛全部充血，畏光羞明，刺痛，饮食减退。

此患儿素体阳虚，经常四末不温，感冒后，只能助阳解表，如单用发散则漏汗不止，遗尿。前治不知素体虚实，一味苦寒清解，通经活血，以致患儿肝肾阳气受损，故诸症反而加剧，宜以温补肝肾为治。党参 15 克，黄芪 15 克，菟丝子 15 克，锁阳 15 克，枸杞 9 克，当归 6 克，白芍 6 克，五味子 6 克，牛膝 4.5 克。

二诊：1977 年 4 月 7 日。上方两剂后，眼红丝退大半，可上学读书。原方加丹参 6 克以助活血通络，续服二剂，药后完全恢复正常。

（三）经漏

胡某某，女，37 岁。

初诊：1977 年 6 月 17 日。患者于 1971 年因精神过度刺激而休克，经休养治疗基本好转。从此后齿缝经常出血，常常心慌、气短、四肢无力，下肢冷痛，夏天午睡也必须用棉被盖住下肢，否则必痛。月经色淡，量多，每次七天方止，经期气短现象尤剧。如不用人参桂圆煎汤代茶，连说话都感困难。发作厉害时经血顺腿流下，只能在床上静卧。脸色苍白不华，舌质淡、苔白，脉虚。此因过度刺激，精神内乱，致血妄行，迁延日久，阳气衰败，致阴血不藏不统，或从上溢，或从下漏，治在肝脾，大补阳气为主，佐以养阴止涩。时值炎夏，少佐苦寒：党参 24 克，黄芪 24 克，附片 6 克，黑姜 3 克，锁阳 15 克，枸杞 15 克，白芍 12 克，地榆炭 15 克，蒲黄炭 6 克，枳实 3 克，黄连 4.5 克。

二诊：7 月 5 日。药后月经三天即止，精神倍增，以往经期皆卧床休息，此次照常上班，甚至去外地出差，食量增加，只是白带增多。脉象较前诊稍有力，苔薄白、质正常。此肝脾阳气来复，行藏血统血之权，仍守原意，稍佐利湿。党参 24 克，黄芪 24 克，附片 4.5 克，干姜 3 克，当归炭 9 克，锁阳 15 克，白芍 9 克，苡仁 15 克，枳实 3 克，黄连 4.5 克，以后，月经即渐获正常。

（四）慢性肝炎

张某某，男，37 岁。

初诊：1975 年 7 月。患者素体阳虚。1974 年 5 月，患急性传染性肝炎。延医诊治，不辨虚实，叠进大剂苦寒，重伤肝脾之阳。今症见头昏，消瘦，疲乏无力，畏寒，肢冷，腹胀如鼓，纳呆，腹泻日二、三次，肝区隐痛，脉虚弦，舌质淡，有少许白腻苔。谷丙转氨酶185IU/L（正常标准为40IU/L）。

西医诊断：慢性肝炎，早期肝硬化腹水。

综观脉症，显系肝脾阳虚。肝阳虚则肝气生发不行，脾阳虚则失运化之权。处方以升肝脾之阳为主：党参12克，黄芪24克，白术9克，枳实4.5克，丹参12克，鸡内金6克，生麦芽30克，黄精9克，山楂12克，山药30克，白芍9克，茵陈9克，茯苓12克，甘草3克，大枣五枚（去核），生姜三片。

两月之中，概以本方为主，略事加减而已，半月即效，遂出院治疗。前后服药四十余剂，逐渐恢复健康。

乙肝之我见

乙肝就病机而言，系劳损；属于中医"内伤"病的范畴，其症状与中医所称"萎黄"相似。乙肝的病因大致可分为：①体力劳动过度，肝为罢极之本，过劳所伤。②脑力劳动过度，肝主谋虑。③妇女生育过多，失血过多，肝为藏血之脏。④长期营养不良。⑤长时间心理失衡，如忧郁、愤怒、恐惧等。⑥先天因素（父母系乙肝患者，胎中感染）。

由于乙肝较难治，易恶变，往往形成谈乙肝色变的情况。其实，不必过分紧张，只要自身免疫力强，还是不易感染的，经常见到一个家庭中某一成员患乙肝多年，仍与家人同吃住，家人却并未感染，就是极有说服力的证据。《黄帝内经》中说"正气内存，邪不可干"就是高度的概括。

乙肝大致可分为气虚、气阴两虚、气血两虚、阴阳两虚等型，兼证则有气虚夹湿、湿郁化热、痰瘀互阻等虚实兼见的证型，但乙肝病的"本"属虚，其"标"则为实。千万不可将标本混淆。如果仅有表抗阳性，而无自觉症状，此类患者最轻；如果既有表抗阳性，而又自觉身倦乏力、消化力减退、头昏、失眠这一类症状者，病情又较重一些；有大三阳，又有肝功能损坏者，这一类患者就比较严重了。如果兼有极度乏力、气短、心悸怔忡、五心烦热、胁痛腹胀、自汗盗汗、遗精、腰痛、月经减少、面色黧黑，此类患者即属阴阳气血皆伤，最难速愈。

乙肝既属本虚标实，因此在治疗上应以补为主，兼顾其他。气虚者可选用四君子、六君子；夹湿者可选香砂六君子之类；气阴两虚可选人参养荣、天王补心；阴虚夹热者可选用一贯煎等；气血两虚可选八珍汤加味、当归补血汤等；阴阳两伤、精血虚损者可选补天大造丸、龟鹿二仙胶等。如标实突出，所谓标实，指以湿热、气滞、痰瘀互阻等病机突出时，可选藿朴夏苓、柴胡疏肝、龙胆泻肝、通瘀煎之类。应注意此病的标实仅是兼夹，切不可作为主导，不然就会犯攻伐太过的错误，应是攻攻补补，不可拘泥一法。

兹举病例三则，以见一斑：

彭某某，男，22岁，北京某科研单位职工。

1989年6月因考研昼夜攻读，劳心过度，自觉头昏、失眠、饮食锐减、浑身乏力，经检查患乙肝（大三阳），HBsAg高达1：512，在京治疗两月丝毫无进展，回川来我处求治。患者形容消瘦、面色黧黑、步履蹒跚、语声低微、巩膜微黄、脉象沉弱，显系脑力过用、气血大伤，嘱其停止考研攻读，以绝病源，处以逍遥散、八珍汤、乌鸡白凤丸等加减进退，一月后诸症大减，HbsAg下降至1：32，两月后各项指标消失，追访5年一切正常。此属谋虑太过伤肝，若不潜心静养，单靠药物难收全功。

李某某，女，40岁，城镇居民。

患者1991年来诊，自述患有乙肝（小三阳）五年，消化力减退、疲倦乏力、脱发、头昏、耳鸣、月经量少、大便无力，经常卡在肛门上，憋得浑身大汗，气短欲绝，经常服清热解毒、润肠通便药，不但无效，各症还加重。患者舌质微红而少津，渴不多饮，脉弱无力，先扶其阳，每日蒲氏"益元散"（由当归、仙灵脾、肉苁蓉、白术、党参、人参、陈皮、菟丝子等构成）2克，共十余天，胃纳增加，精神好转，但口渴加剧，五心烦热，大便结燥，脉虚数，此为阳复阴未复，改用一贯煎加减，以后两方交替服用，半年左右完全康复，精神焕发，头发乌黑亮泽，肤色白嫩，追访五年，一切正常。

朱某某，男，47岁，绵阳市游仙镇干部。

1997年11月初诊，自述1996年初即感胁痛、疲劳、烦躁易怒，多次检查为乙肝（大三阳），DNA阳性，服清热解毒药数十剂皆无效，因上述症状加剧前来求治，脉症合参属阳气、精血两伤，为处补气温阳补血之

"益元散"每日 2 克，并随症辅以汤剂，一月后，上述症状减轻大半，三月后，胁痛、疲劳、烦躁易怒等感觉完全消失，乙肝各项指标皆接近正常，DNA 转阴，头顶脱发处全部长出又黑又硬的新发，精神饱满。1998年底追访时，病者自述："今年工作量倍于往年，异常艰苦劳累，若是以前早已卧床，今年丝毫不觉疲劳，皆得'益元散'之力"。

除药物治疗外，乙肝患者一定要清心寡欲，切不可思欲太重，不然药物再好也难奏效。乙肝患者还要加强营养，但并不是什么营养价值高就多吃什么。饮食一定要根据患者的情况：有些患者纳呆、厌油，饮食就应以素食为主，想吃荤时适当进一点荤，但一定要荤而不腻，如鲫鱼炖汤、清汤丸子、黄豆、花生磨浆煮稀饭，补充营养宜少吃多餐，更要根据患者的接受能力，不然就适得其反。患者病退接受油腻能力强，病重则接受力减弱，越厌油病越重。乙肝由于长期积劳所致，所以治疗、康复所花的时间相对要长，最轻的也需三月以上，稍重者往往需半年、一年，甚至几年才能康复。患者求治心切，服药过多过急，想几下子就痊愈是不现实的，甚至反而加重肝脏负担，使病程延长。婚期在即的乙肝患者，最好把婚期后推，已婚的乙肝患者，待病愈后再养孩子，以免影响下一代。乙肝易转为肝癌，已被现代医学所证实，但绝不是所有的乙肝都会转成肝癌，久治不愈的乙肝患者、重症乙肝患者，身体已严重损伤，具备了恶化的条件，这时如能清心寡欲，抓紧治疗，合理营养，完全可以扭转恶变的势头。要强调一点的是，患者的心理状态十分重要，若整天忧心忡忡，食不甘味，寝不安枕，十分恐惧"患了乙肝会转成肝癌"，恐怕什么名医良药也难奏效。

对乙肝辨证论治的中西医结合再认识

我国是一个乙肝人口大国，乙肝患者及病毒携带者超过 1 亿人。接种疫苗对预防乙肝起到巨大的作用，然而对于目前大量的乙肝患者，无论是现代医学和传统医学对乙肝的治疗尚不够理想。如何通过辨证论治、提高中医治疗乙肝的疗效，是摆在临床医生面前的不可回避的问题。通过多年的临床实践，笔者在乙肝治疗中，摸索出一定的规律，在此提出，供中医同道参考指正。

一、乙肝的病位

对于乙肝的证候学研究，首先应当明确乙肝的病位。从目前中西医结合研究角度，多认为乙肝病位主要在肝，并且影响多个脏器。笔者认为肝炎的中医脏腑病位在于脾胃肝胆脏腑功能失调，最终必引起真阴真阳的失调，病久必损及于肾，在这里尤其应强调脾胃在肝病定位中的主要地位。

祖国医学的脏腑与现代解剖学意义上的脏器有区别，中医学的脏腑更强调藏象、气化及功能上的脏腑，而非解剖意义上的脏器。虽然在《难经》中就比较客观的描述了肝脏的形态，但中医肝脏的功用与解剖学上的肝脏相差很大，这种功能差异同样存在于对其他脏腑的论述中，如肾藏、心藏。中医的脾胃几乎囊括了西医全部消化系统的功能，现代医学的肝脏属于消化系统，是最大的一个消化腺体，参与消化系统的功能。从中西医结合的角度上讲，西医的肝病定位为中医的脾胃病是必要的。中医在论述肝脏的生理主要有如下功能，肝为风木之脏，体阴而用阳，以血为体，以气为用。肝主疏泄，喜条达，恶抑郁；肝主藏血。其志为怒，主谋虑，藏魂，其经脉过阴器，抵少腹，布胸胁，上巅顶，开窍于目，在体合筋，其华在爪。中医肝胆病变出现病症则为眩晕、偏头痛、巅顶痛，眼目症状目干涩、视物模糊、目赤，口干苦，耳鸣耳聋，寒热往来，指甲无华，抽搐、拘挛、手足麻木、膝部屈伸不利、胁肋少腹胀痛或有痞块，或疝气坠痛、急躁易怒，或忧郁胆怯、多梦易惊，血虚症状如面色萎黄、脱发，女子与男子生殖系统症状，黄疸（脉多属弦，舌两侧有异常变化）。与乙肝临床表现相比，除黄疸、胁痛两个症状以外均与中医肝胆系病症无关。清代医家王旭高曾总结治肝三十法，针对肝气、肝火、肝风的治疗，集前人治肝法之大成，而其论述肝病症状与肝炎所表现症状大相径庭。可见中医的肝病与西医的肝炎有着较大的差别，不应将两者混同起来。

从乙肝的主要临床表现来看，如乏力、食欲不振、腹胀、便溏、恶心、厌油，少数出现黄疸。乏力、食欲不振、腹胀、便溏、恶心，均属于典型的中医脾胃功能障碍。《乙型肝炎的基础与临床》指出：乙肝患者肝区钝痛虽然常见，然而多见于顾虑较多的患者，疼痛与炎症活动并不一致，西医的一般性治疗难以缓解，因此很难区分肝脏病变引起的胁痛与抑郁忧虑引起的胁痛。对于黄疸，《素问·六元正纪大论》提出"湿热相搏"是黄疸的直接原因，"诸湿肿满，皆属于脾"，湿热当不离脾胃。张仲景继承了《内经》湿热发黄的思想，《金匮要略》："黄家所得，以湿得之"。治疗原则"诸病黄家，但利其小便"，通利小便而使湿邪有所出路，治疗仍在脾胃。并且在《伤寒论》多处提出阳明病发黄。《诸病源候论》说："脾胃有热，谷气郁蒸，因为热毒所加，故卒然发黄"。《丹溪心法》指出："黄疸乃脾胃经有热所致，当究其所因，分利为先，解毒次之"。《临证指南医案·疸》篇说："阳主明，治在胃""阴主晦，治在脾"。综合历代医家论述，黄疸虽与解剖学的肝胆相关，实不离中医脾胃。邹良材教授根据慢性肝炎的临床表现也认为"脾胃病发在先，肝病继见于后"，认为"本病与祖国医学脾胃之关系密切，甚至可以说病是从脾胃而起……脾病始发在先，肝病既见于后，病机多属土虚而木侮或土壅而木郁，最后可因土败木贼而延为臌胀重症。如上所述，简单地把西医的肝病等同于中医的肝病存在着误区，往往导致在乙肝治疗中方向性的失误，至少是主次上的偏差，治疗以疏肝、清肝、泻肝等方法，偏离了疾病的主要矛盾。中医治疗疾病应遵循张仲景"观其脉证，知犯何逆，随证治之"所确立的辨证论治的典范，并且《内经》告诫后人"诛伐无过，命曰大惑"。

二、乙肝的病性

对于慢性乙肝的病性，笔者认为应当属于中医虚损范畴。之所以把慢性乙肝确定为虚损，主要是基于长期临床观察实践。乙肝的直接原因虽然是病毒感染，但与患者机体状态有很大关联，乙肝的发病常见以下诱因：①体力劳动过度，过劳所伤；②脑力劳动过度，思虑所伤；③妇女生育过多，失血过多；④长期营养不良；⑤长时间心理失衡，如忧郁、愤怒、恐惧等；⑥先天因素（父母系乙肝患者，胎中感染），都是乙肝患者发生、发展的重要原因。乙肝病毒作用于人体，其主要临床症状归纳（表现）为中医脾胃功能失调。中医学认为脾胃是后天之本，气血化生之源，五脏六腑之海。胃主受纳，脾主运化。《内经》："水谷皆入于胃，五藏六府皆禀气于胃"，"脾主为胃行其津液"，"真气者，所受于天，与谷气并而充身也"。从病理上来讲"谷不入，半日则气衰，一日则气少"，又云"劳则气耗"，《难经·四十六难》"饮食劳倦则伤脾"。脾胃学宗师李东垣尤其强调"内伤脾胃，百病丛生"，指出"真气又名元气，乃先身生之精气也，非胃气不能滋之"，"脾全借胃土平和，则有所受而生荣，周身四脏皆旺，十二神守职，皮毛固密，筋骨柔和，九窍通利，外邪不能侮也"，表明脾胃功能正常，正气才能充盛，才能发挥抵御外邪的作用。对于脾胃内伤的原因强调饮食不节、劳倦内伤、七情过度，"夫饮食不节则胃病……胃既病脾无所禀受……故亦从而病焉""形体劳役则脾病……脾既病，则其胃不能独行其津液，故亦从而病焉""因喜、怒、忧、恐损耗元气资助心火，火与元气不两立，火盛则乘其土位，此所以病也"等论述与上述影响乙肝预后的相关因素是非常吻合的。回顾六十年代初期，我国曾出现全国性的饥荒，人群中广泛患有营养不良，当时曾经出现无黄疸性肝炎的流行，因缺乏特异性诊断，难以鉴别因饥饿合并的肝损害或是乙肝，发病慢，进展慢，黄疸出现率低，目前仍有一些病例尚未痊愈，并已确诊为乙肝或其相关的进展性疾病。从上述事实可以发现，无黄疸型肝炎流行即使并非全部都是乙肝，但无黄疸型肝炎与营养不良导致的脾胃虚损有直接的因果关系，可见脾胃虚损在慢性肝病发病中的重要意义。

笔者在临床中发现，乙肝患者包括病毒携带者的面色与表面抗原的滴度存在很大的相关，小三阳患者往往表现为面色淡黄无泽，大三阳患者在此基础上表现为面色晦暗，面色越晦暗，往往表面抗原的滴度较高，随着疾病的进展，面色发青甚或黧黑，疾病进展，病变损及肝肾、由气分渐及血分；反之，采取合理的治疗后，随着患者表面抗原滴度的下降，患者气色也明显出现好转。因此认为乙肝与中医所称"萎黄"相似。现代医学中也注意到肝病患者存在典型的肝病面容，皮肤发黄，或肤色黧黑。《金匮要略·黄疸病脉证并治》"男子黄，小便自利，当与虚劳小建中汤"。张仲景论述黄疸多次强调小便不利，"若小便自利者，不能发黄"，而此处男子黄突出小便利，实际为仲景所运用的春秋笔法，为了对比揭示与湿热发黄病机不同的虚证萎黄，《金匮玉函经二注》："今便利而黄自若，则其黄亦必色澹气虚，非诚有大热也，故从补……此明系虚黄上泛，从中下二焦虚得之……正以黄终归土色也"。此处男子黄并非真正意义的黄疸，而是脾胃功能虚损，脾胃五行属土，土在色为黄，土之本色发现，强调男子，因"男"字从田从力。《高注金匮要略》"女子黄，小便自利，大概产后及崩漏者多，故不得以虚劳为诊。此症之黄淡而不焦，俗名乏力黄者即是，妇人无用力之任，故无此病也。"HBV 总感染率男女基本相近，而HBsAg 检出率男性显著高于女性，男性感染 HBV 后易于成为慢性无症状携带者和慢性肝病患者。仲景所示虚黄与慢性乙肝临床表现有许多相似之处，小建中汤是治疗虚劳的名方，消除疲乏、改善消化系统症状有明确的疗效，因此在一定意义上可以说早在仲景时期已经开创了虚性肝病的治疗大法。慢性乙肝病人或 HBV 携带者多出现面色萎黄，而较少出现黄疸，根据《金匮要略》的论述，以萎黄或虚黄命名似乎更能反映慢性乙肝的病机。

三、乙肝的分阶段认识

正气不足，免疫功能障碍在乙肝的发病中起着关键性的作用。根据正邪胜负可以把乙肝大致分为以下四个阶段：

（一）急性乙肝，属于正气尚盛，邪正相争

从现代研究发现感染乙肝病毒并不一定成为乙肝患者，急性乙肝可在 2~3 个月内恢复正常，少部分患者转变为乙肝病毒携带者或慢性迁延性肝炎、慢性活动性肝炎。累计病毒抗原和抗体的流行率，我国约有一半以上人口曾经感染过乙肝病毒，而血清流行病学调查 HBsAg 的检出率为 10%，对于大部分急性感染者乙肝是可以不治自愈的，因本病初期，患者正气尚盛，正气足以抗邪，故虽感染病毒而不遗留肝炎，符合中医学所论述"正气存内，邪不可干"。

（二）慢性无症状 HBV 病毒携带者，属于正气受挫，邪气留连

正如《黄帝内经》中所论，"风雨寒热，不得虚，邪不得独伤人""邪之所凑，其气必虚"，若患者正气略弱，不足以驱邪外出，则会导致乙肝病毒长期在体内存留。然而正气虽然不足，尚与邪气保持均衡，因此患者缺乏自觉症状。在这里需要强调的是患者无自觉症状，肝脏仍然存在炎症，部分病情缓慢进展，考虑总体上正邪虽然平衡，若邪略胜于正，正气渐损，在某些情况，如饥饱劳逸等因素诱发身体素质下降或随着年龄增长，正气渐衰，可以导致疾病明显进展。合理的休息与营养支持，正气渐充，乙肝病毒携带者的病情可以保持相对稳定。

（三）慢性迁延性肝炎和慢性活动性肝炎，属于正气不足，正虚邪进

患者素体体质欠佳，正气不足以抗邪，导致疾病持续存在或进展。若得到合理的治疗，充分的休息，体质有所恢复，则患者病情稳定或出现转机。反之，则加速病情的进展。所以此期的治疗显得尤为重要。

（四）肝硬化、肝癌，属于正气溃败，邪气相对大胜的阶段

肝硬化、肝癌属于中医积聚范畴。《医宗必读》积聚篇中"积之成者，正气不足而后邪气踞之。"《景岳全书》"脾肾不足及虚弱失调之人，多有积聚之病"。聚为腑病，积为脏病，经云：病在五脏者半死半生，多为久病重病发展的最后阶段，久病气血耗伤，真藏之气受损而出现的严重疾患，与现代医学的论述基本相同。经云"中气乃实，必无留血"；反之，中气不足，必有留血。气能行血，若气虚推动无力，则血行缓慢，脾胃失调，痰湿内停，痰瘀交阻，而成积。《外证汇编》"正气虚则成岩"。中医学认为七情过度，饮食失调，气血凝滞，毒邪内侵，情志郁结，正气亏损，而致机体抗邪能力减退，免疫功能低下，对局部细胞的突变，失去了"免疫监督"的作用，不能即时消灭突变细胞，任其分裂繁殖以至形成肿瘤。正气亏虚，机体免疫功能衰退，是发生肿瘤的主要原因。

四、乙肝的治疗

乙肝并非单纯的中医肝脏病，它影响多个脏腑，脏腑虚损，功能失调为其主要病理机制。脾胃为升降之枢，气血生化之源。故治疗应当首重调理脾胃为主，健脾、理脾、运脾……兼顾他脏，而不能把西医的肝等同于中医的肝脏、从肝论治——疏肝、清肝、泻肝之法不应当成为治疗的主要方向。在当前即使部分病人从脾胃治疗，也是引用"见肝之病，知肝传脾"之说，这种理解也是有所偏差的，因为本病的病位并非由肝传脾，而是肝脾同病。这样才能抓住疾病的主要矛盾，有针对性的解决问题。

乙肝属于中医的脾胃病范畴，属于本虚标实之病。中医治病当分轻重缓急，对此前人早已确定了治疗原则："急则治其标，缓则治其本""实则阳明，虚则太阴"。当前治疗乙肝，往往沿袭的是治疗甲型肝炎的清热解毒抗病毒思路。我们认为这是错误的。因为甲肝和乙肝在疾病性质上有很大的差异，甲肝是一种自限性疾病，起病急，以标实为主，予以清热解毒的抗病毒治疗，可以迅速改变症状体征及检验指标，符合中医急则治标。对于急性乙肝或爆发性乙肝可以采用清热解毒、清利湿热等方法治疗为主，但对于慢性乙肝患者或乙肝病毒携带者这一方法显然是不合适的，易致虚虚实实。因为现在使用的抗病毒药物大多属于中医苦寒药，而慢性乙肝属于虚损范畴，本虚为主，标实为次，属于正虚邪恋，病在脾胃，过用苦寒抗病毒药则脾胃受损，脾胃生化无源，气血亏虚，正气不足，更加难以托邪外出，造成疾病缠绵难愈。先父蒲辅周先生曾论述慢性肝炎的治疗，很值得参考："无黄疸型肝炎，有伤于情志，有伤于过劳，有伤于失治，因此更不可动辄茵陈、栀子。伤于情志者，绝非单靠药物能奏效；伤于过劳者，必先节劳而后药方能奏效。同时还要从整体着眼，不要把病位死扣在肝胆上，如一例肝炎患者，多方治疗转氨酶不降，我直接调整其脾胃，而转氨酶亦降。因为中医对各脏器的概念与西医的概念不是完全相同的，西医的病位，可提供参考，但不能对号入座"。张景岳说："人之始生，本乎精血之源；人之既生，由乎水谷之养；非精血无以立形体之基，非水谷无以成形体之状……此脾胃之气所关乎人者不少。"他还说："能治脾胃，而使食进胃强，即所以安五脏也。"故治疗乙肝首重调理脾胃。中医治病注重辨证论治，注重人的体质与疾病的辩证统一，只看到疾病的一面，而单纯从西医抗病毒角度考虑治疗乙肝是不足的，忽视患者的实际体质情况，是不符合中医辨证论治精神的。

现代医学对抗病毒药物的使用规律值得中医抗病毒借鉴，即抗病毒并非可以应用于所有患者、所有时期。并且最重要的是抗病毒药的疗效取决于患者机体对 HBV 的免疫应答。HBV 感染之所以慢性化，主要是由于人体免疫应答功能低下，不能完全清除 HBV 病毒；慢性无症状病毒携带者表现为对 HBV 免疫耐受。如何提高患者的免疫力、打破免疫耐受成为治疗乙肝的关键。从微观上探讨乙肝的免疫机制，对于中医研究乙肝并无太大意义，但是一些相关的研究和客观现象对于中医认识乙肝还是很有帮助的。小儿免疫系统发育不全，对感染的免疫应答不成熟，对乙肝的免疫耐受性高，乙肝炎症较轻，但易慢性化。老年人免疫器官衰老，免疫功能低下，患有乙肝易致慢性化、重症化。中医认为小儿稚阴稚阳、脏腑气血未充，而老年人生机日减、气血阴阳俱不足，因而导致乙肝发病的不同特点。这与我们在中医临床中所发现的规律是非常吻合的，即调补正气，使正气旺盛，才能驱邪外出。中医的正气、真气与现代医学的免疫功能虽然不能完全等同，但确实存在很大的相通之处。通过调补正气，可以提高机体的免疫力，调动免疫功能。现代研究表明补益中药在提高机体免疫力上有着很好的作用。另一方面，人体的免疫机制是非常复杂的，在免疫耐受的基础上也有相对亢进的一面，造成肝细胞损害，这与中医理论中寒热错杂、虚实夹杂的情况相符，应当在临床中加以考虑证实，适当调节扶正祛邪比例来调节免疫机制的混乱。

乙肝大致可分为气虚、气阴两虚、气血两虚、阴阳两虚等型，兼症则有气虚挟湿、湿郁化热、痰瘀互阻等虚实兼见的证型，但乙肝病的"本"属虚，其"标"则为实，不可将标本混淆。如果仅有 HBsAg 阳性，而无自觉症状，此类患者最轻；如果既有 HBsAg 阳性，又自觉身倦乏力、消化力减退、头昏、失眠这一类症状者，病情又较重一些；有大三阳，又有肝功能损坏者，这一类患者就比较严重了。如果兼有极度乏力、气短、心悸怔忡、五心烦热、胁痛腹胀、自汗盗汗、遗精、腰痛、月经减少、面色黧黑，此类患者即属阴阳气血皆伤，最难速愈。疾病进展至后期，正气已虚，邪实又重攻之则体虚不能耐受，补之则壅滞、足以资盗寇之粮，因此应当抓住早期治疗，所谓上工救其萌芽。我们发现，在治疗过程中部分病人在原有肝病症状明显好转的同时，转氨酶会一度增高，继续坚持治疗，在一定时期相应加强使用祛邪药物，则患者病情明显好转或痊愈。这正是现代医学研究追求解决的问题，由于扶助正气，打破免疫耐受，或提高免疫功能，加快了病毒清除，引起部分感染病毒的肝细胞凋亡，是正气渐盛、足以与病邪相争的良好表现。由于还存在无损伤清除 HBV 机制，因此这种情况并非必然。适时根据疾病变化调整扶正祛邪的比例，是十分必要的，但不可轻易改弦易辙。

我认为在乙肝的认识和治疗中更应该坚持发挥中医理论的长处，并且参考现代医学的研究。不能简单地认为中医学没有乙肝病名，就以为中医学理论完全缺乏对乙肝的认识，简单的套用治疗甲肝——黄疸——抗病毒模式，与仲景在《金匮要略》黄疸篇所揭示的治疗虚黄"劳者温之""损者益之"的原则相违背。现代医学的研究可以给中医提供大量真实可靠的数据，但机械地中西结合、简单地模仿西医往往造成的是中医西化，造成中医理论的混乱及庸俗化，因此有必要对乙肝的辨证论治重新审视，以便能使中医学在治疗乙肝方面发挥出应有的积极作用。

温肾助阳治疗黄褐斑

黄褐斑是发生于面部的一种色素沉着性皮肤病，皮损多呈蝶形，分布于面部、前额、两颧部，为淡褐色至咖啡色斑片，边界明显。好发于中青年女性，大多数人还伴易疲劳，面色晦暗，月经不调等症状，现代医学称之为"妊娠斑""蝴蝶斑"，《外科正宗》称"黑䵟斑"，《医宗金鉴》称

"鼾黑皮䵟"。近年来，我们采用蒲氏益元散从肾论治本病 68 例，疗效满意。

（一）资料与方法

1. 一般资料　68 例，均为女性，年龄最小 22 岁，最大的 48 岁，平均 30.43±3.25 岁，病程半年至 20 年，平均 6.35±2.14 年。病例中已婚者 61 例，未婚者 7 例，怀孕后发病者 46 例，长期服避孕药者 15 例。

2. 服用方法　益元胶囊，每日 2 次，每次 2 粒，早上和中午空腹白开水送服。2 周为一个疗程，每个病例治疗 2~4 个疗程。两个疗程无效停止治疗。

3. 疗效标准　治愈：黄褐斑完全消失，皮肤颜色恢复正常，细嫩有光泽；显效：色斑大部分明显变淡，其间出现多处斑片状正常皮肤，黄褐斑总面积减少 50%；有效：色斑颜色变浅，减少面积不足原病灶的 50%；无效：治疗后黄褐斑的颜色、总面积无变化，或颜色加深或总面积增加。

4. 治疗结果　68 例治疗 2 个疗程者 20 例，3 个疗程 32 例，4 个疗程 16 例，结果治愈 41 例，占 60.3%，显效 18 例，占 26.5%，有效 8 例，占 11.7%，总有效率 98.5%，无效 1 例，占 1.5%。

（二）讨论

黄褐斑系临床常见色素代谢异常性疾病。多数局部无症状，目前现代医学对本病研究多局限于试探性治疗，因病因不明确，故无特效疗法，多采用激素脱色等局部治疗方法，疗效较差。

中医对本病的认识，多从肝、脾、肾三脏入手，从气血、痰瘀论治。

陈实功在《外科正宗》称此疾为鼾黑，由"水亏不能制火，血弱不能华面，以致火燥结成斑，色枯不荣"，认为由肾气不足，肾水不能上承，阴虚火旺，火燥津亏，面部失荣，而发色斑。治疗采用六味地黄丸口服，并用玉容丸外洗面部。

《医宗金鉴·外科心法要诀》称黄褐斑为"鼾黑皮䵟""原于忧思抑郁成"，将本病的发病机理归结为忧思抑郁，肝气郁结，气滞血郁，结于面颊，面色不华发病，认为采用行气祛风、化瘀之玉容散外洗为主治疗。

后世及现代医家对本病的认识，多基于肝郁气滞，瘀留不去，肾阴亏虚，痰湿内阻，加以辨治。如李氏将此病分为肝郁型、肾虚型及肝虚型，取得一定疗效。邵氏将本病病因概括为"肾虚""肝郁""血瘀"三型也取得一定疗效。两人对肾虚的认识均受《外科正宗》的影响，从肾阴不足、水不上承论治。

由于活血化瘀研究的进展，从活血祛瘀治疗的医家也为数不少，如窦氏等应用血府逐瘀汤治疗本病 119 例，有效率 89.18%，李氏采用桃红四物汤加味治疗本病 49 例，总有效率 84.6%，取得了一定疗效。但单纯活血祛瘀缺乏稳定性，疗效不持久。

我们认为本病的发生从其证候来说，以面生黑斑为主。中医认为：肾藏精，肾为水火之脏，主精气之生发，肾气乃气之根本。黑色内应于肾，肾阳不足，命门火衰，不能鼓动精血周流上承，面颊不得精血荣养，血滞为瘀而生黑斑，外显肾脏本色。本病其本在肾亏阳虚，其标在气郁血瘀，因此治疗上采取补益元阳，和血养营之法，令阳气渐壮，发生鼓动有力，阳生阴长，精血充沛，血脉流畅，自然瘀祛新生，颊面皮肤得养，色斑逐渐消退，此方为追根寻源治本之法，不同于历代文献益肾养阴，或化瘀解郁之法。益元胶囊系先父家传秘方（由当归 10 克、仙灵脾 10 克、肉苁蓉 15 克、白术 6 克、党参 20 克、人参 10 克、陈皮 10 克、菟丝子 15 克等组成，有补益元阳，填精补髓等作用），组方精巧，临床使用已逾百年。其功用在于补益元阳，填精补髓，养血和荣，针对于黄褐斑的发病机理，故而临床应用取得较好疗效。

温阳法治疗糖尿病

温阳法是八法之一，又称温里法、祛寒法。主要用于中焦虚寒、亡阳欲脱、寒凝经脉等证，中医认为，糖尿病与消渴基本一致。如《素问·奇病论》谓："此人必数食甘美而多肥也，肥者令人内热，甘者令人中满，故其气上溢，转为消渴"。宋代王怀隐等著《太平圣惠方》中又将消渴分为上、中、下三消，载方百余首，治疗药物多选择益气养阴之品。到金元时期刘河间等主张治疗消渴当以清热泻火、益气养阴为要。清代黄坤载等认为消渴责之于肝，而治疗也力主清热养阴。至费伯雄则补充发展了化痰利湿之法。唯陈修园在《医学实在易·三消症》中强调："以燥脾之药治之"，主张用理中汤倍白术加天花粉治疗。

临床中体会，糖尿病无论是传统医学还是现代医学，在其病因上均强调了饮食不节是本病的主要原因，在症状上又以多饮、多食、多尿、消瘦为主。中医理论将人体之正常运行概括为升、降、出、入，如《素问·六微旨大论》说："非出入，则无以生长壮老已。非升降，则无以生长化收藏"。人有升降出入才能保证人体内外环境的统一，从而维持着人体的生命活动。过多的出或入，日久必然耗乏脏腑之气，造成受累脏器功能的减退；而功能减退的重要标志之一，便是脏腑阳气衰退。因此，病程较长的糖尿病患者，多见其阳虚之症，尤以脾肾阳虚多见，亦有一些人虽然临床症状不明显，但血糖逐年递增，降糖药和胰岛素量亦渐增加，并发症增多和加重；还有一些采用清热养阴药久治不效，而改投温阳之品收功者。究其原因，多饮、多食、多尿，日久耗乏了脾肾之气血，造成相关脏腑功能下降，表现出脾之运化、胃之受纳和肾之藏精、排泄功能失常。此时，临床多以脾肾阳虚为主，故采用温阳之法而获良效。

例1：刘某某，男，65岁。1989年在某医院被诊为糖尿病（2型）。采用饮食控制、口腹降糖药治疗，血糖控制较为理想。2000年开始出现血糖不稳定，空腹血糖最高为16.2mmol/L，且近3周体重下降11kg，建议改用胰岛素治疗。患者自述双膝以下疼痛、僵直，行走困难，每天需服用止痛片。行走时间稍长则感疲乏，畏寒，且大汗淋漓，遇风则易感冒。常感口苦口黏、心悸，常有早搏，面浮肢肿，腹胀纳呆，口臭，大便干燥2~3日一行，但饮食稍有不慎则腹泻。空腹血糖14.8mmol/L，餐后血糖26.1mmol/L，心电图：ST-T改变。舌质淡，苔白厚腻，脉沉细，辨证属脾肾阳衰，运化失职，气化无力。拟采用温阳化水，健脾导滞，益肾填精为治。方用：附片5克（先煎），桂枝10克，陈皮10克，藿香10克，葛根10克，佩兰10克，生薏苡仁20克，干姜5克，焦三仙各10克，威灵仙10克，鸡内金10克，覆盆子15克，桑寄生15克，黄芩15克，怀牛膝10克，水煎服，每日一剂。继服西药降糖药。1周后复诊，言四肢疼痛、僵直感明显减轻，尤以双脚明显，空腹血糖降至10.8mmol/L，精神体力明显好转，唯小腿转筋现象如故，以上方去威灵仙，加木瓜10克继服。1月后患者双下肢疼痛、僵直感几近消失，并言可以慢跑，口干口黏未再出现，偶有口苦、纳呆，二便调，无浮肿，舌质正常，苔薄黄，脉沉细。方用附片5克，干姜5克，焦三仙各10克，鸡内金10克，木香10克，怀牛膝10克，茯苓15克，生薏苡仁15克，山茱萸15克，葛根10克，黄连10克，木瓜5克，麦冬15克，桑寄生15克，10剂。以后随症加减，治疗1年后体重回升并稳定在70kg，空腹血糖保持在7mmol/L，餐后血糖维持在 8~9mmol/L，眼底无明显改变，2 年来视力未再下降，心电图示：大致正常心电图，精神体力均好。口服降糖药由原来的优降糖每日 10mg 改为格华止 500mg，每日 2 次。

例 2：李某某，男，68 岁。糖尿病病史 10 年，采用胰岛素治疗 5 年余。2000 年 5 月因尿酮体（+）、酮症酸中毒入某医院治疗。既往大便干燥，给予通便灵后出现大便带血。10 月底出现沥青色大便，服云南白药无效。胃镜检查示：结肠可疑病变待查。后血红蛋白降至 68g/L，2000 年 10 月转入某医院。结肠镜检查示：肠道黏膜毛细血管变形、扩张。经输血等治疗，1 周后出血好转，未见肉眼血便，但大便潜血仍阳性。1 月后大便潜血（+），血红蛋白 63g/L，空腹血糖 18.9mmol/L，尿糖（+++）。刻诊：患者面色㿠白，动辄喘促，语声低微，气短懒言，心悸怔忡，四肢逆冷，头晕不欲睁眼，纳呆，大便干结难下、量少、色黑，脉大中空，沉取无力，舌质黯淡、苔薄少。证属血虚而阳欲脱。当于养血止血药中加入回阳救逆之品，以养血止血、回阳救逆为治。方用：附片 5 克（先煎），干姜炭 5 克，牡丹皮 10 克，生地黄 15 克，玄参 15 克，地榆炭 20 克，白芍 15 克，当归 10 克，火麻仁 10 克，枳壳 10 克，西洋参 15 克，黄芪 30 克，黄连 10 克，山茱萸 15 克，10 剂，水煎服。

二诊：血红蛋白升至 80g/L，空腹血糖为 11.3mmol/L，尿糖（++~+++），精神明显好转，面色、口唇转红活，四肢较前有力，畏寒减轻，食欲转佳，仍腹胀，食后甚，大便已不干结，颜色变黄，脉沉细，舌质转红，苔白。方用：附片 3 克，干姜炭 3 克，麦冬 15 克，生地黄 15 克，玄参 15 克，黄连 10 克，枳壳 10 克，木香 10 克，地榆炭 15 克，肉苁蓉 15 克，白芍 15 克，当归 10 克，西洋参 15 克，黄芪 20 克，焦三仙各 30 克，莱菔子 15 克。又服 10 剂后，空腹血糖 10mmol/L，尿糖（+~++），血红蛋白 141g/L，大便潜血（-），诸症均明显好转，改用益气养血善后。1 个月后复诊，空腹血糖维持在 8.9~7.77mmol/L 之间，余症消失。

在治疗糖尿病时，医者大多采用养阴清热之法，对于阴虚内热之证，用之正中病机，可获良效。但如果治疗上拘泥于一种方法而不变通，势必造成不良后果。病程较长的糖尿病患者其治疗过程较为漫长复杂，单纯清热养阴较难获得满意疗效。如果患者已出现倦怠乏力、畏寒肢冷、腹胀便溏、水肿等阳虚气弱，气化无力之证，温阳化气之法显得尤为重要。

肉桂、干姜、附子保胎举隅

肉桂、干姜、附子习惯被列为孕妇慎用药。但在临床中，用之得当，不但不伤胎，不引起流产，反而起到安胎、助长胎儿发育的作用。兹举数例如下：

一、阳虚中寒、逐寒安胎

刘某，女，28岁。1971年春，因患肾炎来诊。自述浮肿，腹胀呕吐，身倦怠、不思食已10余日，诊其脉微弱欲绝，望其面色苍白微浮，舌苔白滑、舌质淡白，一派中虚寒盛之象。又因其停经40余日，虽无脉象可凭，但亦不应将妊娠排除于外。先用香砂六君子汤温中止呕，服后竟无寸效。由此考虑到中阳式微，非离照当空，岂能驱除阴霾，用加味附子理中汤：附子6克，干姜6克，党参10克，茯苓10克，当归10克，白芍10克，焦三仙各30克。1剂后，呕吐减大半，自觉精神略有好转，从病者反应似乎病重药轻，乃加大干姜、附子至各10克，又加入肉桂10克。服药后病人呕吐全止，肿胀消除大半，精神转佳。服2剂后病人停药3天，上述诸症复发，又服上方，前后1个月，服10余剂，诸症俱除，面色红润，脉现滑象，而腹中亦似有动感。前后服干姜、附片均超过300克。不但不伤胎，病者自己感觉服药后胎动似乎较不服药更活跃一些。

二、药误伤阳、回阳保胎

魏某，女，27岁，1976年3月来诊。孕已7个月，1个月前发寒热，某医以荆防柴芩发之，寒热间歇1日，药停即发。又以上述药发之，寒热反加。改求他医，以为春温，改用金银花、连翘、黄芩、僵蚕、香豉等药辛凉发表亦不效，有云营卫不和以桂枝汤治，有云中气不足以小建中汤治，前后更医四人，延时20余天，而寒热加剧，反增大便秘结，遂用脾约丸润而下之，药后病者寒热更增，寒时面色、口唇皆青黑，虽重被不暖；热时如在蒸笼之中，浑身大汗，满脸通红，每日发作3次，且大便频频欲解，至圊则无，每天至圊10余次。

诊时病者发热刚过，自诉每次先寒后热，寒冷时如在冰雪之中，甚则牙关、全身皆颤抖不能自持，前后 10 余分钟或 20 分钟，寒过则发热，如在蒸笼之中，轰然发热，随之虚汗全身，衣被尽湿，已 4 天。自觉倦怠至极，挪动手足皆觉吃力。腰及小腹坠胀，无力起坐，只想平卧，又恶风。觉风寒彻骨，每日虽发热，而两足始终冰冷。诊其脉象沉而小，幸尺部尚有，望其脸色嫩红，舌苔白而厚腻，舌尖略红，小便频而少，有时仅数点而已。显系过用苦寒发散、清下时近 1 月，其阳受损有虚脱之势，考虑阴液、真阳两伤，又怀孕已 8 个月，拟用气阴两固，并加附子以固将脱之阳气。药用：黄芪 30 克，党参 30 克，五味 15 克，麦冬 15 克，当归 10 克，白芍 10 克，熟附子 5 克，肉苁蓉 15 克，黄芩 5 克，菟丝子 15 克。

二诊：寒热稍减，思食但量极少，精神转佳，但两脚仍冷如冰，汗仍多。上方减黄芩，熟附子增至 10 克，药后寒热每日发作仅 1 次，较以前轻微，时间亦缩短，脚仍冷，舌苔转微黄。

继服上方至第 3 剂，寒热止，虚汗收，两脚转暖亦不畏风，饮食大增，腻苔退至舌根部。上方将熟附子减至 5 克又服 2 剂，自觉康复，调养半月后参加工作，1976 年 4 月下旬顺产一男婴。

三、气虚夹湿、祛湿安胎

彭某，女，27 岁。1990 年 6 月来诊。自述怀孕已 6 个月，近几天下午胃中烧灼作痛，小腹坠胀，晚上不敢进食，进食则胀满不能入睡，大便秘结，两腿酸软无力。诊其脉象虚大，重按即无，舌中心白而厚腻，诊为气虚下坠，湿阻下焦。用补中益气汤升举，使气机一畅则胃中烧灼、小腹坠胀自然一齐消退。药用：升麻 10 克，党参 25 克，黄芪 25 克，当归 10 克，白芍 15 克，白术 15 克，茯苓 10 克，焦三仙各 30 克，陈皮 10 克。连进 2 剂，药后病者谓上午腹部胀痛轻微好转，下午胀痛如故。见其舌苔厚腻有增加趋势，看来仅用升举不能化小腹之寒湿，非用辛热之姜、桂、附方可收功。在上方中加肉桂 5 克，干姜 5 克，附子 5 克，虑及盛夏酷暑又恐化热太过，少佐黄连 5 克以制其燥，连进 2 剂，病人谓服药后，烧痛、下坠好转十分之八九，大便转畅。但停药 2 天后又有反复，遂将肉桂、干姜、附子、黄连皆减至 3 克，连服 20 余剂，病情基本稳定。

上述三种情况，是我们用姜、桂、附保胎的典型病例。至于在某一阶段偶用一两次姜、桂、附则因不典型，故不在此列。我们的体会是：

1. 凡属阳虚寒盛而危及胎元者，用姜、桂、附不但不伤胎而且有助于胎儿的发育，如久雨之天，阴霾过盛，则草木不长，一旦离照当空则万物欣欣向荣。

2. 孕期过用苦寒损及胎元者，用参芪虽然补气助胎，如用春日之阳，欲化严冬之冰，但毕竟病重药轻，非用大辛大热之姜、桂、附不足以逐其寒，回其阳。

3. 在盛夏酷暑用姜、桂、附时，宜稍用黄芩、黄连兼制其性，这是因时制宜。

在临床中，我们使用姜、桂、附助胎、保胎的病例不少，无一例偾事者。可见妊娠期间只要姜、桂、附用之得当，无伤胎之弊。姜、桂、附实为救实寒伤胎之要药。早在《金匮要略》的妇女妊娠病脉证并治篇中有："妇人得平脉，阴脉小弱，其人渴，不能食，无寒热，名妊娠，桂枝汤主之"，又有"妇人妊娠六七月，脉弦，发热，其胎愈胀，腹痛恶寒者，少腹如扇，所以然者，子藏开故也，当以附子汤温其藏"，再有"妊娠呕吐不止，干姜人参半夏丸主之"等条文。而后人将其引为禁用药或慎用药，殊属欠妥，我们认为应该纠正这种偏见。

"炎症"不尽属实热

"炎症"是现代医学名词。证之于祖国医学有寒、热、虚、实之分，如笼统地一见"炎症"即用苦寒清热，属实热者固然能效，属虚寒者，却非所宜，往往变证随起。

韩某某，女，11岁，小学生，住梓潼城关镇。患儿在1970年3月份因经常鼻塞、流清涕，嗅觉减弱，诊为慢性鼻炎。医者袭用通套成方苍耳辛夷散加黄芩、银花、连翘之类清热药近十剂未效。适患儿之父亦因阳虚气弱，同时服用重剂右归汤之类温补剂。父女俩轮流使用一个药罐，一日不慎互相将药错服，患儿之父惧有不测，谁知服后，患儿惊喜相告："爸爸，我的鼻子通了"。不久，医者云："患儿身体较差，先给她补养一下，再治鼻炎"，乃处予补中益气汤和加味苍耳辛夷散各五剂，嘱先后服用。服补中益气汤后患儿精神转佳，呼吸通畅，待服加味苍耳辛夷散"消炎"后，却又鼻塞如故。

黄某某，女，5岁，患儿在1977年6月底，低烧达一月之久，体温在

37～38℃之间波动，在某院用青、链霉素治疗月余无效，7月上旬后由中医诊治。

患儿脸色青黄，频频咳嗽，咳声低微，痰清白难出，倦怠无力，脉沉细弱，苔白而厚腻，根略黄。脉证合参，此系阳气内虚失运化之力，以致痰湿内阻，阳气久郁不伸，蕴而发热。当先治其虚，后问其余。拟温补为主，稍佐利气，以求阳气运转，郁热自解，虑及时当炎夏，少加清热之品以防火化。处方：泡参24克，干姜3克，附片3克，当归9克，白术9克，陈皮4.5克，黄芩3克，青蒿9克，竹茹一团。一剂后低烧顿除，后陆续服加减拯阳理劳汤20余剂，至9月份患儿身体才接近正常，但天气稍冷，手足即感冰凉。

按： 两例患儿皆因伤于苦寒，例一无效尚无他变，例二则阳气大损，变症百出。患儿母亲追索病因说："以往孩子身体还可以，年初因到某医院检查，诊为慢性鼻炎，两月内连续服用苍耳、辛夷、白芷、僵蚕、银花、连翘之类药物20余剂后饮食减少，经常感冒发烧，治疗后，热刚退，复又感冒"。盖此类"鼻炎"多系肺阳不足，肺气为外寒所遏，宣化无力，以至呼吸不畅或仅一侧鼻孔通气，治疗法则，宜温阳益气；不要一听"鼻炎"，即放弃辨证的原则，以为既系"炎症"则应清热解毒无疑，结果治不对证，反致病情加重。西医诊断的"炎症"，亦未必属祖国医学辨证所得之热证。

关于络病之己见

近年来吴以岭先生提出了络病说，此说以清代叶天士久病入络为基础，作了进一步研究，把络病学说向前推进了一步，为中医理论的发展作出了贡献。历代中医理论也正是若干前贤不断探索发展而日臻全面。

但要说明一点的是，对络病的研究也完全侧重于络之瘀，而忽略了络之力。活血化瘀离不开气机的流畅。若忽略了这方面，在临床上也难以取得满意疗效。

人体一切生命活动皆在元气的推动之下，若元气未衰，经络阻塞，为实证。活血化瘀往往易于治疗。若元气已衰，仅用活血化瘀很难收全功，甚则适得其反。

上世纪 70 年代曾治吕姓媳妇外伤案，土块砸伤大腿，前医一味活血化瘀治疗未见好转，反而患处皮肤变硬如牛皮。后我经采用益气温阳法治疗，服用 10 余剂后痊愈，这便是明证。

清代治瘀大家，以瘀血立论的王清任，在活血化瘀中，多以大剂补气的黄芪配伍就是明证。就是提出久病入络的叶天士，在温热论中也指出救阴尤易，通阳最难，何以难，难就难在气机不畅，运行无力，元气一衰，水与血皆无力推动，形成虚实互见，痰瘀互阻，变症百端。攻病则伤正，补虚则助瘀的复杂病势，治疗最为棘手。

因此治疗上或攻补兼施，或先攻后补，或先补后攻，总之需审时度势，随症而定，不可偏执，不可把活血化瘀与补气对立起来。

正气存内邪不可干

正气内虚，邪气乘机内陷，无处不至。无论外感、内伤，只要正气健旺，不管病势如何猛烈，皆容易治疗。如伤寒三阳见证，只要阳气旺，皆易治。如温病，正气旺时，多在气分，容易治疗。若正气不足，很容易内陷直入心包，即叶天士所说之逆。对正气理解要宽一点。这里所指的正气，为人之正气，包含气血津液精。所以古人不管是对伤寒、温病都是精辟的论断，留得一分津液即有一线生机。陈修园在《三字经》上讲存津液是真诠。这实际是说明，人的正气旺盛容易驱邪外出，使体温趋于正常，这是治疗一切疾病的基础，无论是外感或内伤。

伤寒中热厥复胜，叶天士说温病救阴犹易，通阳最难，就最说明这一点。以最近较多的所谓过敏性鼻炎为例，大多发生在小孩，小孩阳气未充，一遇冷空气则卫表不畅，气机郁闭，所以呼吸不畅。从本而治，必须温补阳气，若错用发散，是犯虚虚之弊。虽然当时缓解一下，但只会越来越重。这一类临床病例太多。

又如在上世纪 70 年代曾有一吕姓妇女，在修水库时被土块打中右腿伏兔处，采用活血化瘀药治疗月余，开始疼痛减退，后来患处麻木变硬。生生地觉得该处有一块硬木板嵌在里面，多方求治无效。劝其停药，外用热敷，缓解后再用一点温补气血的药。一个月后即感灵活多了，三个月后即灵活如旧。

关于附子用量探讨

附子用量至 50~100 克以上，我不赞同。附子大辛大热，古人称能回已散失之元阳，的确为散寒除湿之上品，是治阴寒内盛、元阳衰微不可替代的佳品。其回阳救逆，是任何回阳药无法比拟的。但用量最多也不过 30 克上下，即可起到很好的效果。伤寒中使用也仅一枚至二枚，而且尚有其他药物配伍。四逆汤是伤寒论中回阳救逆第一方，用量一枚尚配伍干姜、甘草，肾气丸地黄用至 8 克，附子也仅 1 克。唐代临床大家孙思邈以及后世各家，用附子也未至 100 克以上。而且附子本属辛温刚燥之药。如病属寒湿实邪当然对症，但也应审时度势，不可孟浪大剂一进再进，若久病虚弱之人，虽有阳虚必有阴虚，精血虚少。所以使用附子尤需谨慎，切勿贪功冒进。不然暂时用之，尚可见阳复之象，若放任混用，一用再用，必至耗伤阴精，以至阳无所附，人为治为坏病，这是医家大忌。

从古至今回阳救逆，为什么用独参汤，参附汤而未独用附子，就可想而知。

我年轻时用附子也曾用到 20 克以上，甚至 30 克，后来几克、十多克也一样能起到作用，疗效不差于大剂量。而且一次用数 10 克到 100 多克，试问水中到底能溶解多少？病人又能吸收多少？而且怎样配伍？

治病用方力求平正道达，切忌偏执出奇，其实种种神奇往往寓于平淡之中，从古至今大家皆是平正道达。大家治病，往往是四两拨千斤，这在临床中并不少见。我在京收一门人，原来也是大剂量用附子达百克以上。近来他说，自从看我用量，他自己改变用法，小剂量使用附子，疗效反而更好一些。

总之，不管任何药物皆为补偏救弊而设，绝不可想当然用药，不可为标新立异而自出心裁。小则浪费药物，大者伤及病人性命。要慎之又慎。曾经有人问我是什么派，我答对症派。因为治病时，若遇外感热病，当然得用刘河间、余师愚之方，若是阴虚则必用朱丹溪，若对元气虚弱病人，当然就张景岳、薛立斋。岂能主观意志来决定，想作什么派就什么派，岂非痴人说梦。

附子干姜辛热之峻猛，逐寒燥湿其功最宏，若用以回阳救逆，必与甘温之品同用，否则绝难收功。这类药大燥大热用为寒湿实证而设。若精血已亏，阳气无根，若单用之，初用一次尚可改善症状，再用必使虚者更盛、转为坏病，甚者危殆立至。

与参芪归芍协同使用 10 克左右亦见效果甚宏。有气血大虚，精血久耗一病人，中气素弱，不敢吃凉食，服用有姜附的汤剂，第一次胃中温暖十分舒服，第二次则效果不甚明显，以后再服则全身反而发冷。我自己亦有类似体会。某次服清热养阴，伤了阳气。人感觉疲倦、纳差、自汗、轻度畏寒。小剂服姜附后尚见胃中温暖，精神转佳，加大剂量来配参芪，结果愈吃愈弱，既未见阳气增加，阴亦受损，反而更加懒动，鼻塞、咳嗽、纳差，既不想吃素，亦厌油腻，既不思咸，亦不思甜，唯有白淡尚可。由此可见姜附非补品，用之需慎！

阶梯性退热治疗 SARS 的设想

此次非典型肺炎（严重急性呼吸综合征 SARS）的流行常使人们想起 1955 年、1956 年石家庄、北京乙型脑炎的流行，因为地域、气候不同，就有了暑温与湿温兼伏暑的变化，先父灵活应用辨证论治，取得显著疗效，大大降低了死亡率。究其根本在于灵活而准确的应用辨证论治。辨证论治是中医治病的准则，然而由于它的灵活多变，常常使人感到难以驾驭，连一些老中医也承认，辨证论治是中医的优势，但也造成了一定的局限性，应尽可能总结出一些规律性的东西。因为 SARS 具有强烈的传染性，必须严格按照传染病管理，采取集中收治患者，所以有人提出可否将中医的"各自为战"变为易于操作、较为规范的方案。因此，结合我们的认识，提出阶梯性退热治疗 SARS 的设想。

SARS 主要通过近距离飞沫以及分泌物、排泄物传染。具有群体发病，发病急，传变迅速，传染性强等特征。应属中医温病中的"瘟疫"范畴。正如《素问·刺法论》所说："五疫之至，皆相染易，无问大小，病状相似"。从目前国家公布的诊断标准来看，绝大多数患者发热，且为高热（体温大于 38℃），随着持续高热，患者出现干咳、少痰，或痰中带血，甚至呼吸急促，喘憋欲脱等凶症。我们认为，既然发热作为早期诊断 SARS 的主要依据，也应是治疗的首要切入点，正如余师愚《疫病篇》所云："疫病乃无形之毒，难以当其猛烈，重用石膏直入肺胃，先捣其窝巢之害，而十二经之患，自易平矣"。故拟采用清热解毒为主，随症治疗为辅的原则，退热为治疗的第一要义。通过对发热症状的及早控制，减缓病势，减轻全身中毒症状，有效阻断疾病的发展，尽快稳定病症，防止其传变，使治疗简单化。故根据发热程度的高低，拟将 SARS 的治疗大致分为"两个阶梯"，除中医的辨证外，同时结合一些西医的客观指标（如体温等），使治疗方案通俗易懂，易于操作和掌握。

第一阶梯：病在卫分，或卫气同病，其病因主要为感受疫毒之邪，特点为强烈的传染性和快速进展性。故提倡治疗当前症的同时及早采取预测性治疗，即在疏解卫分症的同时，采用大剂量清热解毒药直中热邪，遏制其病势，以阻止其在体内形成蔓延之势。由于诊断为燥热之邪，故考虑在第一阶梯治疗中，将具有清热、凉血养阴作用之玄参少量佐入，既能顾护肺阴，其软坚作用又可防止肺纤维化，体现前人在治疗温病时一再强调的"留得一分津液，存得一分生机"与"未病先防，既病防变"的治疗思想。同时，由于存在头痛、身痛等症而选用既有清热作用又有解肌作用的药物如葛根、秦艽等，实为表里双解之治法。诊断指征：有明确接触史。体温 38~38.5℃。头痛、身痛、面赤、心中烦热，数天前自感周身不适，但无明确症状。处方：生石膏 30 克（先下），知母 20 克，甘草 5 克，金银花 20 克，连翘 20 克，黄芩 15 克，黄连 10 克，大青叶 15 克，板蓝根 15 克，葛根 10 克，秦艽 10 克，威灵仙 10 克，桔梗 10 克，南沙参 30 克，玄参 15 克。生石膏、金银花、连翘、黄芩、黄连、大青叶、板蓝根苦寒清热解毒，知母、玄参养阴润燥，桔梗为引经药，秦艽、葛根、威灵仙清热解肌止痛，与上药同用可达表里双解作用（若恶寒较重去秦艽加羌活 10 克）。南沙参养阴益气，甘草调和诸药，加水 1000ml，煎至 500ml，每 3 小时服 1 次，每次 100~150ml，儿童减半，每日服 3~4 次。

第二阶梯：发热中期，开始出现肺系症状，如症见干咳少痰，或痰中带有血丝。说明病邪已从气分进入血分。治疗原则应为清营凉血，止咳平喘，泻肺消壅，兼顾正气。诊断指征：体温 >38.5℃ 或发热后体温在 38.5℃ 上下波动，或伴咳嗽、胸闷、气促，或有痰中带血等症。处方：桃仁 10 克，生薏苡仁 20 克，冬瓜子 30 克，芦根、白茅根各 30 克，杏仁 15 克，胆南星 8 克，桑白皮 15 克，葶苈子 15 克（包煎），前胡 15 克，桔梗 15 克，生石膏 30 克，鱼腥草 30 克，黄芩 20 克，黄连 10 克，知母 20 克，牡丹皮 20 克，赤芍 20 克，玄参 30 克，紫草 15 克，麦冬 20 克，洋参 10 克。以千金苇茎汤加桑白皮、葶苈子、胆南星、前胡、桔梗清肺泻肺镇咳平喘，生石膏、黄芩、黄连、知母清气分热毒，协助止咳利肺，以牡丹皮、赤芍、玄参、紫草直入血分，凉血、散血，洋参、麦冬补气生津，顾护正气。上药加水 2000ml，煎出 800ml，2 小时服 1 次，每次 100~150ml，老年患者 50~80ml；不能口服者可 2 小时鼻饲 1 次，每次 50~100ml。如有高热烦躁、神昏谵语、抽搐、斑疹吐衄、呼吸困难者，说明邪气已陷心包，可在第二阶梯用方基础上加羚羊角粉 1 克，生地黄 20 克，栀子 20 克，以药液送服紫雪散 3 克或安宫牛黄丸 1/2~1 粒。至于热病后期的伤阴、气阴两伤、阳气大损等情况，可依照玉竹麦冬汤、参麦饮、竹叶石膏汤、理中汤、四逆汤之类的方剂随症加减。

上述方法特点在于简单方便，易于操作，可与西医治疗同时进行。第一方还可减少剂量针对疑似病人留观时应用，通过对疾病早期的中药治疗可达到减缓病势，减轻病症，减少激素西药的用量，减少操作性治疗，降低医务人员感染率。

如何发展中医理论？

中医已经存在了几千年了，由原来的只有简单的经验，发展到完整的理论体系。从仅有《内经》《伤寒》《金匮》发展到后来的《千金》《外台》到张、刘、朱、李及明清的温病学派，可谓粲然大备，为中华民族繁衍壮大做出了不可磨灭的贡献。即使到了民国时期用废止旧医法案，都没能消灭中医。1955 年扑灭乙脑、2003 年治疗非典显示了中医的科学性。治疗肿瘤以及妇、儿科疾病都有着不同凡响的疗效，这些例子俯拾皆是，毋庸一一列举。实践证明中医是科学的。然而发展十分缓慢，相比之下西医的发展可谓突飞猛进，一日千里。落后就要挨打、落后就要被淘汰。症结在哪里呢？我个人认为，中医侧重于个人的经验积累，理论比较宏观，学派之间交流不够，是一种小生产的形式。西医利用物理、化学等一切现代科学来武装、充实自己，因此能够迅猛发展。中医要发展应当借鉴这种方法，打破学派间的门户之见，加强交流，需要依赖与现代科学的结合。辨证论治，是中医最根本又最直接的认证方法，但是在临床中遇到无证可辨时，适当参考现代医学的检验数据可以帮助认病，提高疗效。如果还是一味强调纯传统，再在故纸堆里找老祖宗的只言片语，将会被大大地甩在后面。不是说不遵经，相反要重视经典。应当以学习经典的原则精神为主，更好地与临床实践结合，而不只是寻章摘句、搞一些文字游戏。即一切的理论学习、发展必须以能够为临床服务、提高临床疗效为唯一的目的，古为今用、洋为中用、中学为体、西学为用，而不是为理论而理论、为创新而创新，避免中医理论与临床疗效脱节、丧失理论的指导意义。

这些年来，笔者以中医的辨证思维作骨架，参考现代医学的生理、病理、药理分析疾病，在临床中取得了较好的疗效。比如：治疗结核病，用西药抗结核药疗效很直接，但很伤正气，病人使用后副作用也很大。用中药扶正，支持抗结核药，疗效优于单用中药和单用西药，而且疗效稳定而持久，不易反复。或者有人说，你这不是放弃了中医的传统？我认为完全不是，你冷静地看看，《内经》之所以能够成为中医经典，是因为吸收了当时的哲学、天文、地理、历法、物候……各个学科最先进的理论，从而奠定了中医理论基础，从《内经》《伤寒》到民国，中医的理论都在不断地充实、发展。有些人如医家叶天士、吴鞠通不是曾经也被指责背离了《内经》《伤寒》，而今的结论如何？如今科学技术的发展日新月异，中医也应当与时俱进，与时代同步发展。

第三篇　蒲志孝医案

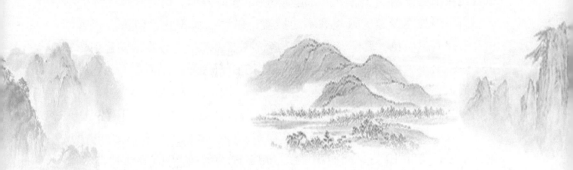

崩　漏

李某，女，35岁。

2003年10月16日来诊，2003年8月下阴出血不止，被某医诊为性病，治疗半月无效，后作B超、CT等多项检查，诊断为有孕，因出血量多，时间长，遂作人流手术，术后40余天仍旧出血不止，服各种止血药均未见效，频繁如厕，出血犹如小便，每日在家卧床啼哭，丈夫上班时不停打电话要其回家陪伴，她心中恐惧，不愿一人独处，待丈夫回家后更是哭泣不止，说："我活不成了，活不成了，要死了。"

患者系家庭妇女，家计全靠丈夫一人工作维持，如此一来，丈夫正常工作被打断，因而全家大乱，忧心如焚。辗转绵阳多家医院，病情无改善，后来我处治疗，由于当时患者卧床不起，无法面诊，由其夫代述病情：现在出血依旧，气息微弱，消瘦乏力，畏寒身痛，时时悲伤哭泣。

患者因长期劳累，致气虚不能摄血，以致出血不止，初被误诊为性病，治疗有害无益，后作人流术及止血抗感染治疗，进一步加剧病情，导致阳虚，出现气血微弱、畏寒身痛等症状，出血过多，血不荣心，因此悲伤啼哭。

诊为气虚、阳虚不能摄血，拟益气温阳摄血。

处方：红参10克，黄芪25克，当归10克，白芍10克，肉桂4克，附片4克，艾叶10克，阿胶10克，陈皮10克，枸杞15克，地榆炭25克，丹皮15克，生地15克，玄参15克。二剂，二日一剂。

2天后其夫来电话说："药后精神好转，但出血却较前稍多，并夹杂血丝、血块，因此有些担心。"告之："不必担心，此乃内有瘀血，待排出即好。"4天后，患者由其夫陪伴来诊，见其面颊凹陷，面色萎黄，神情茫然，其夫代述："第二剂药后出血即止，现感觉头昏、腰酸、精神很差。"诊：舌淡，脉沉细，属气血大亏，精血不足，拟益气填精补髓。

处方：粉葛10克，红参10克，黄芪25克，川芎10克，白芍10克，肉桂3克，附片3克，灵芝15克，刺五加15克，首乌15克，续断15克，肉苁蓉15克，菟丝子15克。二剂，二日一剂。

药后病症痊愈，考虑大病初愈，气血不可能短时间内恢复，需缓进益气补血之剂，为防温燥，上方去桂附继服，调理月余，完全正常，赠送锦旗一面，书：医术精湛，妙手回春。

后某次偶遇，热情招呼我，茫然不识，她说："我是李某，您还记得我吗？我现在身体完全好了，在美发店找了一份工作，感谢您救了我啊！"见其面容丰满红润，神情愉悦，新近烫了头发，与病时判若两人，因此不识。

按：本案为崩漏重症，因半产致离经之血阻滞，遂漏下不止，法当通因通用，见血止血则为失治，漏下日久气血大伤，阴阳俱损，急当益气生血为先，血得温而行、得寒则凝，清热凉血固涩以止血热妄行之势，温阳化瘀以治本，不离仲景温经汤之法。

鼻鼽（鼻炎）

1991 年 11 月 5 日，梓潼政协办公室联系我，请我为绵阳市政协领导谢某诊病。

患者 10 月因伤风而喷嚏，流清涕，服中成药及去医院就诊辗转月余没有效果，而且症状反而加重。几天前参加一个会议时，一下午鼻涕犹如泉水，淋漓不止，难受至极。

通过诊脉察舌，未现异常，中午共进午餐时见其胃纳尚好，遂对他讲，你这病是风伤表卫、肺气受损，制约水气的能力下降，当时如能温肺散寒可以一剂而愈，而今虽然已历一月，但病机仍在肺卫，仍可以此法治疗。

处方：当归 10 克，白芍 10 克，细辛 3 克，附片 5 克，桂枝 10 克，党参 15 克，甘草 3 克，生姜 2 片，葱白 5 寸。

第二天上午电话中讲："太好了，真是手到回春！

原来当天下午服药 2 次，症状减轻大半，连服 3 剂后完全康复如旧。

按：伤风通常表现为鼻塞、流涕，寒热束表多不明显，按鼻为肺之窍，多为风邪袭肺之轻症，经云，诸病水液澄澈清冷，皆属于寒，而患者迁延不愈，鼻涕清稀，淋漓不止多因误用寒凉或忽视了肺寒所致，故方中加用细辛、附片等温肺散寒之品，药症相符而收速效。

闭 经

范某某，女，19岁，北京某某大学学生，2005年10月8日初诊。

月经推后量少三年多，16岁月经初潮，之后月经一直不规律，多数推迟，最长时一年未行经。一年前曾接受雌激素补充治疗后，月经能按时而至。5个月前停止激素治疗后，现已两月未行经，以往经期4~5天，经量较多、无痛经。刻诊：精神不振、眼睑微肿、心烦、手足心发热、睡眠欠安、大便干，舌质红、苔白，脉沉细。

辨证：气血两虚、肝肾不足。

治疗：补益气血、滋补肝肾。

处方：女贞子15克，肉苁蓉15克，菟丝子15克，枸杞15克，淫羊藿15克，当归10克，白芍15克，川芎5克，鹿角霜15克，党参20克，黄芪20克，木香10克，炒枣仁15克，茯苓10克，炙甘草3克。

药后精神明显好转，手心热，心烦，睡眠欠佳。

2005年10月20日二诊。

辨证：气虚改善，阴虚突显，改投养阴补气。

处方：当归10克，赤芍15克，白芍15克，川芎5克，生地15克，枸杞子15克，麦冬10克，女贞子10克，旱莲草10克，五味子5克，柴胡10克，黄芩10克，薄荷6克，陈皮10克，远志5克，丹皮6克，枳壳5克，炒枣仁15克，灵芝10克，茯苓10克，党参25克，黄芪25克。

2005年11月3日三诊。

药后手心不热，心烦减，睡眠好，面色转红润有泽，大便偏稀，舌质红、苔少量，脉沉细。

处方：当归10克，白芍15克，党参20克，黄芪20克，枸杞15克，肉苁蓉10克，女贞子10克，干姜3克，附片3克，川连3克，木香10克，鹿角霜10克，茯苓15克，薏苡仁15克，夜交藤15克，益母草10克。

2005年11月21日四诊。

月经仍未来潮，大便转成形，日一次，纳食增，体力好，眼睑肿已消失，自觉乳房发胀，临近考试，睡眠易醒欠安。舌脉同前。

处方：当归 10 克，白芍 15 克，枸杞 15 克，肉苁蓉 10 克，女贞子 15 克，炒枣仁 15 克，茯苓 15 克，党参 20 克，黄芪 20 克，紫河车 6 克，干姜 3 克，附片 3 克，川连 3 克，鹿角霜 6 克，桑寄生 15 克，木香 10 克，益母草 15 克。

2005 年 12 月 19 日五诊。

5 天前月经来潮，上方再进十剂巩固。

按：《素问·上古天真论》曰："女子七岁肾气盛，齿更发长，二七而天癸至，任脉通，太冲脉盛，月事以时下故有子"。"肾者受五脏六腑之精而藏之，故五脏盛乃能泄，是精藏于肾而非生于肾也。五脏六腑之精，肾实藏而司其输泄，输泄以时，则五脏六腑之精相续不绝，所以成其坎而位乎北，上交于心，满而后溢，生生之道也。"（《怡堂散记》）

天癸是由肾气充盛而产生的，天癸成熟的征象，在女子是有月经排出。此例闭经案，16 岁初潮后，月经不能如期而至靠雌激素维持，说明年已二七肾气仍未充盛，天癸未成熟，故见月经稀发，治宜补肾精以促天癸之成熟，益气血以助月经之化源。药用：女贞子、肉苁蓉、菟丝子、枸杞子、淫羊藿补肾为主；参芪四物汤益气养血；茯苓、远志养心安神。药后体力恢复，精神好转。仍手心热，心烦，睡眠不佳，说明无形之气易生，而有形之血难复，故治以养阴血为主，方用参芪益气，四物汤养肝血，枸杞、麦冬、二至丸、五味子养肾阴，柴胡、黄芩畅气机以助清肝经之热，枣仁、远志安神，取效后，仍遵补肾益精，益气养血之旨，加附子、干姜取其温而有生生之气，达到少火生气的目的，阴阳气血俱足，肾精充足而取得月事以时下的结果。

痹证（痛风）

黎某某，男，48 岁，内蒙古人，2013 年 12 月 12 日初诊。

患者痛风 10 年余，双足第一跖趾关节处反复红肿疼痛。饮酒、吃荤腥食物则疼痛加剧，行动不便。近几天因头昏沉，吃饭咬舌，前来就诊。

症见双足第 1 跖趾关节处微肿，畸形，触之疼痛，伴有腰腿痛，舌头转动不利，口中黏腻不爽，吃肉时则大便完谷不化、溏、黏，吃素食则大便成形。小便泡沫多，夫妻生活质量欠佳，平时易乏力困倦，精神不佳，舌质黯淡，苔腻，脉沉细。血生化检查示血尿酸值 600μmol/L。CT 显示腰椎膨出，颈项变直。X 光显示左右足双足第一跖趾关节骨端有骨缺损样改变；滑膜炎史。

西医诊断为慢性痛风，中医属痹证。辨证属脾肾两虚，痰湿凝结，痹阻经络。治宜健脾补肾强腰，化浊利湿通络。

处方：白术 15 克，杜仲 15 克，续断 15 克，碎补 10 克，淫羊藿 15 克，芡实 20 克，炒山楂 15 克，秦皮 10 克，生薏苡仁 30 克，茯苓 15 克，牛膝 10 克，丹参 10 克，山药 15 克，肉苁蓉 10 克，补骨脂 10 克，红参 10 克，良姜 10 克，太子参 15 克。7 付，水煎取 300 毫升，每日 3 次，每次 100 毫升。

2013 年 12 月 19 日复诊，药后面色转红润，苔腻大减，口中转清爽，以往吃饭易咬舌，现舌头转灵活，小便泡沫减少，吃肉后大便黏。原方加减续服。

处方：覆盆子 15 克，益智仁 15 克，生黄芪 10 克，白术 15 克，杜仲 10 克，续断 15 克，淫羊藿 15 克，芡实 15 克，炒山楂 15 克，秦皮 10 克，生薏苡仁 25 克，茯苓 15 克，牛膝 10 克，丹参 10 克，山药 15 克，肉苁蓉 15 克，补骨脂 15 克，红参 10 克，良姜 10 克，太子参 15 克。7 付，水煎取 300 毫升，每日 3 次，每次 100 毫升。

2014 年 1 月 6 日三诊，药后矢气频转，痛风自服药以来未发作，滑膜炎发作一次，较以往恢复加快，精神转佳，头脑转清爽，口中转清爽，小便泡沫减少，咬舌减少，脉转柔和。

处方：生晒参 15 克，枳壳 5 克，刺五加 15 克，益智仁 15 克，芡实 15 克，威灵仙 5 克，生薏苡仁 20 克，茯苓 10 克，淫羊藿 15 克，炒山楂 15 克，秦皮 10 克，牛膝 10 克，丹参 10 克，肉苁蓉 15 克，骨碎补 15 克，建曲 10 克。14 付，每日 3 次，每次 100 毫升。

前后服中药两月余，复查血尿酸 380μmol/L，诸症悉消，步履正常。

按：痛风是现代医学病名，与东垣、丹溪所称痛风不是同一概念，与中医痹证、历节相类似，多因肝肾不足，脾阳失运，湿浊内阻、痰瘀互结，气血郁滞，郁久化热所致。痛风患者大多形体肥胖，偏痰湿之体，并有嗜酒，喜辛辣油腻厚味，易致脾胃功能失调，升清降浊功能失常。痰湿内生阻于血脉，与血相结而为浊瘀滞留于关节筋脉，即宜补肝益肾、健脾祛湿、泄浊化瘀。

本案根据患者双足第一指关节处反复红肿疼痛十余年，血尿酸值升高（血酸盐结晶检测阳性），诊断为痛风，腰腿疼痛，舌转动不利、夫妻生活质量欠佳，平时易乏力困倦，吃肉则大便顽固不化，舌淡、脉沉细属脾肾两虚，口中黏腻不爽，大便湿黏，舌苔腻为痰湿凝结，舌黯主血瘀。经健脾补肾、化浊利湿、祛瘀等法治疗两月余，诸症悉清。

便　秘

蔡某某，女，28岁。2014年4月26日初诊。

主诉心慌气短，晚上少食即胀，喜甜食和清淡，畏寒怕冷，大便干，3~4天一次，常无便意，有便意也极不畅，苦不堪言，自购芦荟胶囊类通便，月经量少，常2~3月一次，末次月经2014年2月28日，睡眠质量欠佳。超声示：乳腺增生。

辨证为脾肾阳虚，冲任虚寒。重在益肾健脾，温经通络。

处方：升麻10克，当归10克，良姜9克，肉苁蓉10克，菟丝子15克，巴戟天10克，茯苓10克，丹参10克，青皮10克，太子参35克，枸杞子10克，柴胡10克，红参5克，草豆蔻10克。7剂，每日1剂，水煎取360毫升，每次180毫升，一日2次。

2015年5月3日二诊：药后心慌气短减轻，皮肤转细，大便由3~4天一次，改为一日一次。晚上多食仍胀，原方加减：粉葛根10克，当归10克，肉苁蓉15克，巴戟天15克，菟丝子15克，丹参10克，陈皮10克，红参5克，黄芪15克，良姜5克。7剂，水煎取360毫升，每次180毫升，每日两次。

2015年5月10日，三诊：心慌气短基本正常，月经来，量少，有血块，色紫黑，胃胀减轻，大便因睡眠少欠畅。

处方：当归10克，生晒参10克，枳壳5克，火麻仁10克，丹参5克，锁阳15克，茯苓10克，升麻5克，灵芝10克，桑寄生15克，杜仲10克。7剂，水煎取360毫升，每次180毫升，一日二次。

调治两月后月经基本正常，大便日一次，排便较原来通畅。

按：本案为虚实错杂之候，血虚则冲任失养经少，闭经，肠失血液濡润则肠道干涩，大便不畅；脾肾阳虚，则胃肠传导失司，肠运无力气结，故大便秘结不通，无便意。患者畏寒怕冷，心慌气短，一派气血亏损，阳气不足之象，故治阴阳双补，气血并调。取用当归、枸杞、肉苁蓉养血调经，润肠通便。巴戟天、菟丝子温阳补肾填精，以人参、茯苓益气健脾，良姜、草豆蔻温胃散寒、理气，以柴胡、青皮疏肝理气通便秘，肉苁蓉甘咸温，归肾、大肠经，具补肾助阳、润肠通便之功。待脾肾阳气复，精血充，则心慌气短、畏寒怕冷、月经量少、便秘等自除。

肝硬化后期合并高血压案

1972年国庆刚过，接到中国中医研究院"父病危，火速来京"的电报后，我立即动身，10月10日到北京。父亲因老年性肺炎，已入住北京医院，我和在京的兄弟姊妹轮流守护。

一天中午我独自在家，两位老人来访，听介绍是姐弟俩，一位是某大学副校长何某，另一位是在中央保健局工作的何老妈妈，他们是来找父亲求诊的。寒暄之后，老妈妈问怎么从来没见过你？你叫什么？我回答：志孝，一直在老家梓潼。当知道我也从事中医临床工作时，老妈妈一定要让我给他弟弟诊脉处方。我因父亲不让我在北京给高干治病，再三推辞，但老妈妈一再要求，无法推却，只好诊脉处方，老妈妈又询问了许多有关医学方面的问题。不知不觉一谈就是两个小时，在动身告辞时何妈妈说："我家祖传三代都是中医，我懂中医，你不但传统中医学得很好，还有若干新的见解，十分可贵，我们国家十分需要人才，你还年轻，一定要努力学习，不断进步，为什么蒲老从来不讲你？"我答："父亲从来只宣传徒弟，不宣扬子女。"

三天后，我家来了某院院长陈某某的夫人——陈某。她笑容可掬地问："志孝，你对肝病的看法怎样？"当我一一回答完后，她说："我想请你去给你陈伯伯看一下病，行吗？"我当时一下子不知该如何回答，在我短暂的间歇中，她又说："没有关系，我是何妈妈介绍来的，她对你评价很高，我们信任你！"这种情况下，我只好答应尽我所能。

陈院长时年62岁，躺在病榻上，面色黄而无华，微微浮肿，血压在130~150/90~100mmHg之间波动，大便一日三次不成形，舌光无苔，脉大鼓指无柔和的感觉，每次饭后有轻度神昏，口中有苹果味，蛋白倒置，每星期输十克浓缩人体白蛋白。

根据陈伯母的追述，陈院长在 1964 年就出现脾功能亢进、早期肝硬化，在卫生部办了手续延请某中医学院李老、某研究院王老一起去广州治疗，方中有全蝎、赤芍、青皮、桃仁、土鳖之类的药，但治疗了好长一段时间，效果不明显，而且大便中拉出不可名状的东西，就作了脾脏切除手术，近期作同位素扫描，肝脏内好像有结节样组织。

考虑到整个病程已达 8 年，脉大而中空，大便日行三次，血压虽高，是至虚有盛候，又兼舌光如镜是胃阴枯竭的表现，应该扶肝脾阳气与养胃阴并行。

处方：酸枣仁 15 克，西洋参 15 克，黄芪 25 克，白术 10 克，干姜 5 克，附片 5 克，黄连 3 克，茯苓 10 克，当归 10 克，白芍 10 克，枳壳 10 克，三剂。

处好方后陈伯母问，血压高能服附片吗？我答，行，因为陈院长的血压升高是水液不行，水液之所以不行，是阳气衰弱，气不化水，以致龙雷火升，附片温十二经之阳气，能引龙火下归其宅。她又说，你写个东西好吗？我没弄清她的意思。她又解释："你把对这个病的看法写一下。"我终于明白是要写一个病情分析。于是根据中医的理论结合陈院长的病情写了病情分析，大约一千字以内，我嘱咐，如果三剂药后，舌头上出现一层薄薄的白苔，就是佳兆。

出诊回家后，我母亲说："你胆子也太大了，你才 31 岁，陈院长这个病经了好多大医院治疗都毫无进展，你要是出了差错，不但你娃娃脱不了手，你爹的一世英名也就完了，你赶快回四川。"我听了心里很不高兴，说："治疗陈院长的病，完全是按我自己的方案，根本没打爹的旗号，我自己的事情我自己负责。"

三天后接我复诊，一进门陈伯母十分高兴地攀着我的肩头说："真如你所说，舌头上出现了一层薄薄的白苔。"又说他们都同意你的治疗方案。我问："你所说的他们是指谁？"她说："某医院中医科。"

二诊时发现陈院长的肿势稍减，精神略好，在原方内加炒三仙 30 克，嘱再进五剂。

11 月上旬三诊时，肿已全消，纳谷香，大便日一行，成型，血压 120~130/80~90mmHg，脉象收敛转小，但柔和。他们全家都十分高兴，但我说："我父亲病情好转，催我回川，下周我就要告辞了。"他们都十分难舍，陈伯母说："我就以送你回川的名义，把你接到我家来住，你愿意吗？""我不敢，老爹知道要生气的！"我说。

11月中旬我离京前，应他们的请求与陈院长的保健医生王某某见了面，她讲："这些年，我们用了很多办法，用的都是国外进口的药，但首长的轻度肝性脑病、高血压始终解决不了，这次你在不到一个月时间把各种病情都解决了，用的药也比较简单，你走后首长的保健工作怎样做，你给我们交个底。"陈伯母一再鼓励我："不要怕，你有本事，大胆讲一下你的看法。"在她的鼓励下，我大胆地讲了由于陈院长系长期积劳，谋虑太过，伤耗精血，以致血不荣肝，本应以补益气血为正治，但囿于肝无温补法的偏见，一再攻伐，犯虚虚之弊，人为地把疾病引向深入，以致肝、脾、肾阳气皆损，无力运化水湿，所以全身浮肿、血压升高。运用姜、附、参、芪等温运阳气之药，阳气运转，水湿自消，诸症随之减退。

待我回川后，陈院长家每半月把陈院长每日体温、脉搏、血压、日进出量寄给我一份，一月后倒置的蛋白也纠正过来，健康状况一天比一天强。

1974年2月陈院长在北京突然辞世。

1975年5月我去北京，与陈伯母相见，她说经你治疗后，一向身体较好，只是去年初一个感冒咳嗽，治了一个月，没有进展，后来输液，输来输去就出问题了，如果当时请你来，你来不来？我说当然来！她无限感慨："哎呀！怎么当时就忘记了请你来北京呢？！"

屈指一算，陈院长辞世已经30余年，至今给我留下一份悬念。

按：患者当时病情颇为棘手，舌光如镜是胃阴枯竭，大便下利日数行，为脾胃阳气衰微，又复高血压、肝性脑病，虚实错杂，虽经诸多名家调治，勉强稳定而已，正气存内，邪不可干，邪之所凑，其气必虚，元气旺虽病易已，元气衰者病多缠绵，选用酸枣仁、西洋参、黄芪以复气阴，归芍养血、姜附回阳，兼用诸药复升降、运转气机，病情得以明显转机。

肥　胖

赵某某，女，42岁，2014年3月15日初诊。

2013年10月子宫肌瘤术后，喜食甜食，近半年来体重达80千克，较原来增 10 余千克，食后胃脘痞满，晚上尤其突出。面色苍白，身疲倦怠懒动，畏寒，小腹凉，腿酸胀，下半身发沉。月经色黯。舌苔白腻，舌质淡胖，边有齿痕，脉濡缓。

辨证：脾肾两虚，痰湿内蕴。

治法：温补脾肾，祛痰利湿。

处方：红参 15 克，生黄芪 30 克，生薏苡仁 20 克，海藻 10 克，白芥子 10 克，南星 10 克，牛膝 10 克，红花 2 克，白芍 10 克，陈皮 10 克，焦三仙各 10 克，续断 10 克，杜仲 10 克，肉桂 10 克，砂仁 10 克。14 剂，每剂水煎 300 毫升，每天 1 剂，分 3 次服。

2014 年 4 月 5 日二诊：药后体重下降 2 千克，食后胃痞消失，面色转白，红润有光泽。体力增加，腿胀、腹凉、畏寒、下身重诸症皆减轻。

处方：红参 15 克，生黄芪 30 克，生薏苡仁 20 克，海藻 10 克，白芥子 10 克，南星 10 克，丹参 10 克，红花 2 克，白芍 10 克，青皮 5 克，焦三仙各 10 克，续断 10 克，杜仲 10 克，肉桂 5 克，淫羊藿 10 克。7 剂，每剂水煎 300 毫升，每天 1 剂，分 3 次服。

调治 3 个月，体重减至 60 千克，身倦乏力、畏寒怕冷等症均消失，感觉一切正常。

按：肾为先天之本，主化气行水。脾为后天之本，主消化腐熟水谷，升清降浊，二者均与人体饮食代谢，水湿气化及运化有密切关系。此患者食后胃脘痞满，晚上尤其突出，面色苍白，身疲倦怠懒动，小腹凉，腿酸胀，下半身发沉。月经色黯。舌苔白腻，舌质淡胖，边有齿痕，脉濡缓等脾肾两亏症候明显。故以温中健脾补肾治其本，辅以祛痰利湿化瘀治其标，方中参芪、薏苡仁，益气健脾利湿，杜仲、续断、肉桂调其肾，青皮、海藻、白芥子、胆南星理气燥湿，祛痰消脂；丹参、红花、白芍养血活血化其瘀，焦三仙消食散积，全方标本兼治，补泻同调。

风 寒 束 表

1975 年 8 月，某乡供销社干部吴某某问我，近两年我每次感冒都吃的是好药，如安乃近、去痛片之类解热镇痛药，但往往要半个多月甚至一两个月才能痊愈，是什么原因？我回答："你现在没有感冒，我给你解答你也不十分明白，等你感冒以后立即告诉我。"同年 10 月中旬，吴来见我，自述头痛、全身疼痛犹如绳捆索绑，并自觉发烧，我诊断后，确诊为：风寒束表。

处方：麻黄 9 克，羌活 9 克，桂枝 9 克，细辛 4.5 克，生姜 3 片，杏仁 9 克，甘草 3 克，葱白 5 寸（后下）。

嘱药后哪怕一服得汗，不必再服，第二天吴某某来见，述药后半小时，汗出，身痛减十之八九，即将原药三小时后服第一次量之三分之一，自觉痊愈，问下一步怎么办？为处桂枝汤以作善后。

康复后吴某某问我："怎么我这次感冒二、三天就好了？以往要拖很久才好，你给我讲讲好吧？"我告诉他："你以往感冒所服用的安乃近、去痛片，从临床观察，类似中药辛凉解表之剂，而且一再服用，反伤阳气，导致病情缠绵不愈。这次你是风寒束表，直用辛温解表药，得汗后立即减量，使其发表而不伤阳，第二剂以桂枝汤疏邪实表，邪去正安，所以很快痊愈。"

按：寒性收引，脉绌急而痛。风寒感冒误用疏风清热药治疗，患者亦能自愈，但往往迁延时日，且每多引邪气入里咳嗽，贵在辨证准确。

伏　暑

杨某，男，35 岁。

2009 年 8 月 22 日中午 11 点左右正在行车途中，突发浑身发冷，但两耳际及面部皮肤灼热，紧接着头痛咽痛身痛，浑身酸软，极度乏力，咳嗽气短，呼吸困难，口苦咽干，勉强支撑回家，洗浴时抹肥皂接触皮肤亦觉得痛不可触。

诊断：伏暑。

处方：羌活 10 克，柴胡 10 克，葛根 10 克，杏仁 10 克，黄连 10 克，黄芩 15 克，板蓝根 15 克，银花 15 克，连翘 15 克，栀子 15 克，生石膏 15 克，生姜 2 片，1 剂。

2009 年 8 月 23 日，12 小时服药 6 次，头痛身痛恶寒消失，但汗出如洗，极度乏力，体温 38.3℃，表解热减，拟在继续清热基础上稍加扶正固表。

处方：黄芩 15 克，板蓝根 15 克，穿心莲 15 克，连翘 15 克，黄连 10 克，党参 15 克，黄芪 15 克，茯苓 10 克，川芎 10 克，白芍 10 克，枣皮 10 克，木香 5 克，甘草 3 克，1 剂。

2009 年 8 月 24 日，汗大大减少，口渴突出，思冷饮，表卫稍固，余热复炽，清热为主，兼顾生津补气。

处方：生石膏 15 克，知母 15 克，栀子 15 克，玄参 15 克，生地 15 克，沙参 15 克，葛根 10 克，枣皮 10 克，太子参 15 克，黄连 5 克，2 剂。

2009 年 8 月 26 日，各症俱痊，浑身轻快。

患者在发病日（8 月 22 日），未能及时服药，贻误了最佳治疗时机。又做东请人吃火锅，在一定程度上加重了病情，而且治疗期间根本未休息，这些因素都干扰了治疗，否则恢复更快。

高 烧 二 例

杨某某，男，婴儿，绵阳涪城区。

2009 年 5 月 15 日傍晚 7 点诊，高烧 40℃二天，烦躁哭啼，无汗，不思饮食，据家属讲 5 月 14 日感冒，开始发烧。

诊断：暑热表闭，从阳明论治。

处方：柴胡 10 克，粉葛 10 克，白芷 5 克，板蓝根 15 克，黄连 5 克，穿心莲 10 克，生石膏 15 克（先煎），蒲公英 10 克，甘草 3 克，频服，半小时 1 次，每次 20~30 毫升。

5 月 16 日，家属反映，昨夜 8 点以后半小时服药一次，每次 20 毫升，共服药四次，其中呕吐一次，共服药 60 毫升左右，凌晨 1 点半体温下降至 38.4℃，早上 7 点体温 36.6℃，精神转佳，不啼哭烦躁。观察至晚上 8 点半体温一直正常，嬉笑如常，烧热已退，但躯干皮肤出现红疹，嘱食水果善后。

按：此患儿体质较好，自出生以来从未感冒，此次因天气剧烈变化，夏月感寒，阳郁表闭，所以以开闭祛邪为治，而外感热病利在速战速决，以防久而诱发种种变证。所以能在短时间内取得满意的疗效。

朱某某，女，54 岁，2004 年 6 月 9 日诊。

中午 11 点因寒战高烧 40.5℃，前来求治。自述上午自觉头痛发烧，至 11 点左右测体温 40.5℃，头痛如劈，神志模糊，四肢无力，脉数。

暑温表闭，内外俱热，宗余师愚清瘟败毒饮。

处方：羌活 10 克，柴胡 10 克，粉葛 10 克，生石膏 20 克（先煎），知母 15 克，杏仁 10 克，丹皮 15 克，玄参 15 克，栀子 15 克，黄连 10 克，黄芩 15 克，蒲公英 15 克，连翘 15 克，银花 15 克，生地 15 克。

嘱煎后半小时 1 次，频服。晚上家属电话，煎后大约 40 分钟左右服药一次，2 小时后体温下降至 39℃，至晚上 9 点左右体温已降至 37.8℃，神志清爽，头痛消失，微感头晕而已。

第二天上午电话，体温已完全正常。

按：清瘟败毒饮出自《疫疹一得》，属寒凉重剂，根据本例患者寒战高热、头痛如劈、神志模糊主证予以使用，顿挫病势而收速效。泥叶派者每虑过用寒凉致凉遏冰伏，致不能当机立断，用药清淡，致病情迁延。而要妙在于病邪初起，正气尚盛，有故无陨，服药时少量频服，无虑药过病所，亦多年心得。

黄疸（急性肝炎）

许某，男，5 岁，住绵阳涪江纸厂。

1975 年国庆节时，家长发现患儿厌油、思睡、尿黄，以为是感冒未予重视。10 月 3 日晚小孩自述腹胀，有 4～5 天未解大便，10 月 4 日服中药一剂（处方不详），大便仍未解出。当晚患儿腹胀如鼓，弯腰脱鞋即感困难。自述腹胀难熬，想解大便。家长用坐盆、肛门塞肥皂、竹签掏等法，历经一个多小时始解出少量坚硬、干燥异常如羊粪状的大便，当晚遂入睡。10 月 5 日在专区医院化验，10 月 6 日取结果诊为急性黄疸性肝炎，谷丙转氨酶高达 570U/L（当时化验能达到的最高值，正常值 100U/L 以下）。在绵阳专区医院注射 201（该院院内制剂），服茵陈等清热利湿药一周，症状无改变。10 月 9 日来求治。细查患儿以腹胀为主症，巩膜、皮肤淡黄，舌苔白而厚腻，显系肝脾疏泄运化失司，应以升降肝脾气机为治，不必过用清利之剂，若过用清利之剂反伤阳气。

处方：粉葛 10 克，木香 5 克，砂仁 10 克，藿香 10 克，陈皮 10 克，党参 15 克，生姜 2 片，三剂后饭量大增，喜吃油炒干饭，使家长不得不由原来的劝食改为限食，大、小便亦正常，精神状态良好，不愿静卧，背着家长跑去玩耍。又服上方两剂后，10月22日去专区医院复查肝功能，当时医生好心劝说，这样短的时间不会有什么改变，短时间频繁抽血化验反而增加患儿的痛苦。在家长的多次要求下勉强抽血化验，谷丙转氨酶已降至78U/L，遂停药。

就在这时，患儿之弟二岁半，因隔离条件差，家长发现尿黄、巩膜微黄，查肝功能谷丙转氨酶480U/L。即按上方连服三剂，又缓服二剂，一切恢复正常。患儿家长又将此方给附近邻居几个肝炎患儿服用，皆迅速好转。

按：黄疸古有阳黄、阴黄之分，若黄色鲜明，舌质红绛、小便短赤为阳黄，湿热并重或热重于湿者，当清热利湿，如仲景之茵陈蒿汤；反之为阴黄，多肝脾不足，升降失调致湿郁化热，治疗当以益气健脾佐以清热化湿。以上患儿用此法取效甚捷。

黄　　疸

王某某，男，55岁。

1993年9月突发黄疸，全身巩膜发黄如栀子色，小便如浓茶，伴头昏、目眩、胸满厌油，四肢无力，在乡级医院治疗无效的情况下，到梓潼某医院住院治疗，前后五十余天，症状无丝毫改善，10月下旬前来我处求治。

10月下旬患者已穿棉衣，戴棉帽，步行十分缓慢、吃力，每挪动一步都十分困难，黄疸指数80单位，诊其脉象十分沉弱，舌质紫黯，舌苔黄而浮腻，自述胸胁闷痛，什么都不想吃，烦躁失眠，在讲述病情时，显得十分吃力。

根据整个病症分析，患者系湿热中阻，但湿重于热，气机升降乏力，以致全身发黄，宜用辛温通阳，清热利湿，使湿热分消，黄疸自除。

处方：藿香10克，干姜5克，附片5克，黄连5克，栀子15克，茵陈15克，薏苡仁15克，茯苓15克，粉葛10克，党参15克，黄芪15克，砂仁10克，白豆蔻10克，陈皮10克。嘱服两剂。

二诊，患者精神明显好转，黄色减退，厚腻的舌苔也减退。患者的儿子讲:"那天来看病时,我父亲烦躁失眠已七天左右,服药当天晚上,他睡得好香哦,喊他半天不醒,我还以为他死了,吓惨了,使劲推搡他才醒,他说:'哎呀,我睡得好香,这么久都没睡好,叫醒我干啥嘛。'他这两天除睡眠好转,吃饭也比前几天香了。"

原方加焦三仙 30 克。嘱服三剂。

三剂后,饮食大增,精神明显好转,黄退大半。仍以此方服至 20 余日后,黄疸指数已由 80 单位降至 40 单位。由于患者自觉各方面都有很大好转,加之经济困难,于是执此方回家调养治疗。

1996 年 12 月来诊时,患者皮肤已无任何黄染迹象,十分高兴地讲:"我觉得我已经好了,吃饭很行,想吃肉,只是没有以前那样有劲。"

参和脉象,湿热完全消除,为处气血两补方,以作康复。

处方:人参 15 克,黄芪 30 克,当归 10 克,白芍 15 克,枸杞 15 克,山药 15 克,肉苁蓉 15 克,陈皮 10 克,大枣 10 克,茯苓 10 克,薏苡仁 20 克,厚朴 10 克。常服,并加强营养。

一年后,老夫妇前来致谢,老太太说:"当时家里已经准备木头(棺材)、老衣了,我不知道流了多少眼泪,是你把他救活了,这是活第二次人了。"

按:清热利湿本来是治疗湿热黄疸的正治法,但是要考虑病人本身体质的阴阳偏性和随时观察病人正气的盛衰,如果不顾正邪的转化,一味地大剂量清热利湿,很伤正气,正气伤气机无法运转,反而造成湿热内停,我的治疗在辅以中气的情况下参合清利湿热,辛温通阳,才能够收到全功,所以掌握病机是至关重要的。

筋　伤

患儿马某某,女,10 岁。

1975 年元月患儿因打球摔伤左股,后疼痛日日加剧,渐至不能行动。左腿比右腿长四公分,在某伤科处求治,诊为髋关节脱位,施以复位手术,不效;后又去某职工医院,专区第一人民医院照片,或云盆腔移位,或云骨结核。1975 年 2 月上旬来我处求治。我反复思考此病必非脱位,如脱位当时即不能行动,如何过一星期后才不能行动?此必当时损伤筋膜。

宗筋主束骨而利机关，病机当与痿证同，治亦同法。

处方：党参 15 克，黄芪 15 克，牛膝 9 克，菟丝子 15 克，当归 1.5 克，附片 3 克，白芍 12 克，木瓜 3 克，姜黄 3 克。

服四剂后两腿长短基本一致，但行路时身子仍然歪斜，服至六剂基本好转，遂停药，调养月余而愈。

按：跌打损伤致筋骨疼痛，中医多以活血化瘀为治，如云南白药、七厘散等，临床报导多效果良好，然而察之实际，往往并非如此，而益气活血法在治疗损伤多著佳效，学者当思之并宜于临床反复验证。

救　逆

王某某，女，33 岁。

1974 年 6 月 18 日上午，我在家中休息，一个中学时期的黄姓同学找来，请我给他的妻子看看病，我说今天我休息，过两天行不行？他说过两天不知还有人没有。我听后吃了一惊，忙问他到底怎么回事？他说已经病了好多天了，现在县医院急救五、六天没有丝毫进展，病人已经不能说话了，岳母已回家准备棺材了，最后说："死马当作活马医，试一试吧！"

患者因 6 月 8 日下午，追打小孩，气累交加，当夜即出现头痛、身痛、低烧等一系列症状，本队医生诊为伤暑，用清热解表药治疗无效，反增呕吐，转至公社医院，诊为暑湿，用三仁汤、黄芩滑石汤之类治疗，无效，病情日重，12 日下午送至梓潼某医院，诊断为急性肾炎尿毒症，用大剂量抗生素、激素静脉输入，同时服用中药至宝丹，至 18 日出现舌黑质僵、神昏、二便失禁。

到医院诊视，病人气息微弱、面色黧黑，两目黯淡无光，长久呼之眼珠才稍有转动，舌质僵硬短缩，舌苔黑，齿如枯骨，大小便失禁，脉微欲绝，脉症合参，病人阳气欲绝，应以回阳固脱为当前主治，留住阳气再论其他，以参附汤加味治疗。

处方：党参 30 克，黄芪 30 克，附片 6 克。

嘱咐病家将药煎汤频频与服，每次 2~5 汤勺，半小时一次。

第二天，病人家属来讲，服药后病人面色黧黑稍减，眼球已能转动，舌头可以伸至嘴唇，可以流泪呻吟，但随之体温也上升至 38℃ 左右，嘱继续服用原方。

第三天，病人状态更好一些，面色黧黑更退一些，能喝少量米汤，但体温随之上升至39℃，主管医生看见体温升高，十分着急，认为病情加重，改用另一位老中医用清热、凉血的加味白虎地黄汤治疗，服用一天后，体温下降至37℃，但又出现神呆、舌缩等症状。

第四天，病家坚求由我继续治疗，考虑到病人的情况，不好推诿，按原方案治疗。两天后，病人情况明显好转，只是体温又上升至39℃左右，但是病人脸上黧黑约退一半，饮食大增，比常人增加一倍还多，但只能食流质，尤喜肉食，需亲人嚼细后喂食，喉头有含混不清的低音发出，可在他人扶持下坐起1分钟左右，化验血常规，白细胞上升至22×10⁹/L，尿中有脓球、管型。

主管的西医大夫坚持认为病人是越来越严重了，怕承担后果，坚决不愿再治，而我认为是病人阳气来复与邪相争，是祛邪外出的佳象，由于意见不同，只好将病人转至城关镇医院治疗。仍以益气温阳为主，兼以填补肾精。

处方：党参30克，黄芪30克，附片6克，肉苁蓉15克，菟丝子15克，枸杞10克，杜仲10克，牛膝10克，桑寄生10克，陈皮10克，茯苓10克，麦冬10克，黄连3克。

治疗半月后，面色黧黑全退，面容转丰满润泽，一月后可以自己扶床站立，但不能行走，稍微变换体位则无法维持平衡立即摔倒，可以发3~5个音节，鉴于病情基本稳定，考虑病家农村家贫，嘱其出院回家服药兼以饮食调养。

1975年2月，病人来院致谢，面色红润，精神饱满，与病时判若两人，但左肘不能伸直，与她对话时，发现思维稍显缓慢，说话略显迟钝。患者母亲说："我们当时已经觉得没有希望了，哪知道竟然起死回生了！"1976年，左肘能伸直，但左小指不能伸直，1977年左小指完全伸直，一切生活劳作如常人。

按：某县5~6月甚至7月都是农村抢收抢种的季节，农民劳作可谓是夜以继日，患者多经西医诊为心肌炎、胃炎、肝炎、肾炎，来就诊者基本都是头痛、身痛、胃痛、胸闷、疲倦乏力、不思饮食等一系列的过度劳损现象。本案患者在这种情况下本身已经极度劳累，气血伤耗，再加上生气，追小孩一阵猛跑，就更伤正气，之后出现头昏、头重、发烧，确实是肾炎现象，近似于肾盂肾炎，当时如果能够卧床休息一二天，就可以大大缓解，如果治疗，就用李东垣清暑益气汤，在补益中稍加清热，效果就很好，但反而再三叠进苦寒，导致阳气受损，变症百出，病情危重。在救治的过程当中，本着留人治病原则，始终以温补阳气为主，虽历经体温升高至 39℃，白细胞升高至 $22×10^9$/L，亦坚守原则，终历经 20 余天，体温逐渐下降至正常，尿中脓球、管型也随之消失。

曾经有不少人背后议论，热病用温补，无异于抱薪救火。我当时如果屈从于众论，患者断无生路。这里需重要提及的是，在治疗的过程中，如果只注意体温偏高，以苦寒清热为主，患者则很快出现抢救时诸多症状，甘温除热绝对不可小视。患者能转危为安，除了医生的专业知识外，医患之间的高度信任、互相沟通，是治疗的重要保证。

脘 腹 剧 痛

苏某某，男，55 岁。

患者 2004 年 2 月 2 日来诊，消瘦，呈极端痛苦面容，无力站立，在他人的扶抱下勉强移动脚步，低沉呻吟不断，无力自诉病状，家属代诉：1995 年曾做胆囊切除术，2002 年常发作不规则胃痛，疼痛持续几十分钟至几小时不等。一般在下午 2~3 点开始疼痛，到 6~8 点则发展成撕裂状的剧痛，呕吐后逐渐缓解。此次发病因 2004 年 1 月 30 日吃肉丸子 2 个，下午开始疼痛，剧烈时呕吐也不能减轻，在某医院治疗 2 天疼痛丝毫未减轻前来求治。从 1 月 30 日至 2 月 2 日疼痛一直不间断，手足发麻，极度畏寒，腹胀，大便四日未解，小便如浓茶，舌苔白而厚腻，舌心灰黑，脉微细。有高血压病史。

温中散寒止痛为正治。

处方：良姜 5 克，肉桂 10 克，人参 10 克，木香 10 克，黄芪 35 克，白及 15 克，薏苡仁 30 克，砂仁 10 克，山药 15 克，青皮 10 克，大枣 15 克，三七 3 克，粉葛 10 克，3 付。

2004 年 2 月 6 日二诊，服三剂药后疼痛缓解，精神明显好转，可以自诉病情，四天内无大痛，心下仍痞满，口中有灼热感，大便如酱色，腻苔减少一半。

处方：良姜 5 克，肉桂 10 克，人参 10 克，木香 10 克，黄芪 35 克，白及 15 克，薏苡仁 30 克，山药 15 克，大枣 15 克，三七 3 克，粉葛 10

克，地榆炭 30 克，3 付。

2004 年 2 月 13 日三诊，面色青黄退，略转滋润，大便颜色已正常，中脘仍有隐痛感，头晕，口中仍有发热感，腻苔大减三分之二。

处方：肉桂 5 克，三仙 30 克，白及 15 克，黄连 5 克，地榆炭 15 克，鸡内金 5 克，山药 15 克，大枣 15 克，三七 3 克，粉葛 10 克，3 付。

2004 年 2 月 19 日四诊，能自理生活，中脘由沉重疼痛减为阵发性针刺样短暂疼痛，阵发性头昏发热，不能多吃荤，稍多则厌油反胃，手掌边缘仍不温暖。

处方：鸡内金 5 克，白及 15 克，地榆炭 15 克，砂仁 10 克，三仙 30 克，山药 15 克，陈皮 10 克，大枣 15 克，粉葛 10 克，肉桂 5 克，黄连 5 克，人参 10 克，3 付。

2004 年 2 月 29 日五诊，可以进食，但有阵发性脘痛，颌下淋巴痛，仍然乏力，两月未吃肉，今日才想少量吃肉，吃后能接受。

处方：粉葛 10 克，三仙 30 克，鸡内金 5 克，白及 15 克，山药 15 克，银花 15 克，连翘 15 克，大枣 15 克，三七 3 克，蒲公英 15 克，灵芝 15 克，薏苡仁 20 克，菟丝子 15 克，桑寄生 15 克，陈皮 10 克，白芍 10 克，黄连 5 克，6 付。

2004 年 4 月 22 七诊，已经上班工作，中脘偶痛，早晚头晕，咽痒，血压偏高 140/110mmHg。

处方：黄芪 20 克，三仙 30 克，山药 15 克，大枣 15 克，粉葛 10 克，蒲公英 15 克，鸡内金 5 克，灵芝 15 克，薏苡仁 20 克，菟丝子 15 克，桑寄生 15 克，陈皮 10 克，白芍 10 克，茯苓 10 克，6 付。

以后以补气温中为主随症加减，康复。

按：病人素体中阳不足，所以中脘及腹时痛时止。正治应以益气温中为主，辅以行气止痛，在较短时间就可以取得较好疗效。如果本末倒置，以行气止痛为正治，则犯虚虚之弊。势必加重病情，至虚有盛候，大实有羸状。实为此病之关键。

劳　损

王某某，男，22 岁，农民，1971 年 8 月诊。

平素体壮，婚后三月，半月前背重物近一百五十公斤，路滑摔跌两次，当晚即发烧、腰痛，次日更重，腰痛如劈。送入某医院治疗，西医诊为感染，与大剂青、链霉素无效。两天后又吐面条状血丝，神志略感不清。更一中医，诊为暑入心包，与安宫牛黄丸，服之三粒，病者昏睡如死状。遂请我诊，脉之沉细，两目无光，其中右瞳散大，口开流涎。细思病人平素身体极壮，今负重才病数日即虚竭如此，必因新婚后房事太过、大伤肾气、又过度负重，损伤络脉致血外溢。血外溢则血虚不能营神，故神志不清，又误用清热开窍药复伤心气，使心气肾气有欲脱之势。

处方：红参 10 克，黄芪 25 克，当归 10 克，白芍 10 克，菟丝子 15 克，续断 15 克，枸杞 15 克，三七 3 克。

参、芪、归、芍、菟丝子、枸杞补气补血、益肾，三七化瘀止血。一剂后病者神志清楚，三剂后能听见语言，能点头表示可否，食欲倍增、但口不能言，身不能动。病家问："何时能言动？"我说："中医认为肾藏精、生髓、通于脑，舌为心之苗，肾脉挟舌本络心。今房劳负重伤肾，又误用'开窍'伤心。心神脑髓即西医所谓神经，中医谓之奇恒之腑、必待气血恢复，髓海充盈，西医谓神经恢复才能言语行动。"并嘱病家除药物外、尚须填精、补髓之血肉有情之品常服方可获全功。半年后病人勉强哑哑能言，两年后稍可步行，语言謇涩。三年后虽然恢复，但终不如常人之灵便。

按：《灵枢·大惑论》说："目者心之使也。"又说："肾之精为瞳子，并上属于脑。"患者两目无光、右瞳散大、昏睡如死，则心、肾、气、血、精、神大虚可知。非回阳固脱，峻补气血不能挽此危候。本例患者病起于内伤，诱发于外伤而又经失治以至于危殆，《征四失论》之告诫岂能不慎。

漏下（一）

蔡某某，女，37 岁，律师。

2002 年 5 月用药物流产后半月恶露不净，小腹痛，精神倦怠，四肢无力，口淡无味，脉沉细无力，显系流产药物伤及气血，气失统摄，运化乏力，以致小腹疼痛，半月恶露不净，用参芪归芍温而补之，以调其气血，兼以艾叶、陈皮温而行之，并用地榆炭塞之，以治其标。服药 2 剂后精神好转，胃纳增加，出血量增多，鲜红，有少量瘀血块，小腹仍然隐痛，药后正气转旺，气血运行能力增强，但内停瘀血仍未排出。

原方加益母草、三七，并辅以少量姜附，嘱其继服 2 剂，4 日后，患者说："药后腹痛加剧，出血量猛增，如小便样，很害怕，想给您打电话，谁知还没打电话，就下猪肾大一块瘀血，几分钟后血量立即减少，慢慢出血完全停止，腹痛消失"。后以八珍汤加阿胶，调理半月，完全康复，精神健旺。

按：正气与邪不两立，正气受损之后，推动无力，离经之血停于宫腔，以致漏下不止，虽用止血药也不能奏效，必待正气恢复，辅以活血化瘀，瘀血排出，自然血不妄行。之所以服药后出血量不止，反而增多，直至下猪肾大血块方愈。皆因宫腔内瘀血未能排出之故！

漏下（二）

裴某某，女，25 岁，1971 年诊。

月经淋漓半月不止，服棕炭、地榆炭、莲房炭、阿胶之类止血药七剂，同时肌注维生素 K、仙鹤草素无效。余诊脉沉涩，涩主瘀，凭脉测证，遍服止涩药无效，是瘀血内停之故，当用化瘀止血药，与三七末 4.5 克、用酒分两次口服，隔五小时一次，如瘀血下后即停服。两次服毕，即觉经量增多，下鸡蛋大瘀血一块，汤圆大瘀血三块，并伴小血块血丝，随之血量减而止，次日复诊，感觉头晕，知下血过多，损伤气血所致，用八珍汤二剂，并饮食调养，半月康复。

按：治疗崩漏古有三法，"塞流、澄源、复旧"，初用止血以塞其流，中用清热凉血以澄其源，末用补血以还其旧，然而临床未可拘泥先后，如本例即是通因通用，瘀血得下，漏下得止，后以益气养血以复其旧。

慢　惊

唐某，男，婴儿。

1975 年 5 月来诊，患儿尚未满月，发手足抽搐，口唇青紫，在当地就医，医生按惊风治疗，用钩藤、龙齿、茯神、天麻等无效，又加金箔、全虫、蜈蚣之类，仍无效。改求他医治疗，认为血分有热，加生地、丹皮、青蒿、地骨皮之类，服后抽搐加剧，反见面色苍白、乳后气短难续，似极难受，又用芳香化浊之类，抽搐仍未好转，且两腿、两股至脚后跟又遍发红疹。父母惊惧，来我处就诊。

患儿全身肌肤薄弱、气息微弱、时而抽搐、脸色苍白、口唇鼻凹处青紫、手指干瘪、指纹青紫，一派阳微气弱、痰浊阻闭之象。婴儿稚阳之体，过服苦寒攻伐及有毒之药，怎么能承受？

正气大衰，宜先救中阳：用人参9克，黄芪15克，陈皮5克，干姜3克，附片3克，半夏6克，制南星5克，薏苡仁10克，枳壳1.5克。嘱其浓煎，频频饮用，一剂后精神好转，但抽搐如前，两剂后腿部红疹完全消失，面色青紫减退，乳量大增，抽搐减少。服至三剂药第一煎后患儿大吐大泻不止，吐泻物如胶水状，时断时续十余分钟，吐后浑身虚汗、昏沉气弱、奄奄一息，患儿母亲说："完了、完了，这下要死了。"两小时后，患儿终于气息好转，自吐泻后抽搐立止，食乳大增、大便细腻，不像病前粗糙，但一月内大便时常带有痰涎夹杂其中，为处香砂六君子，调理月余而康复。

15年后，患儿父母与我相遇，患儿母亲说："看来那次大吐大屙把病根都除掉了，这么多年他啥子病都没生过。"

按：婴儿抽搐属痰热内闭，风邪窜络者居多。但本例患儿屡用常法不仅无效，而抽搐加剧，必别有他故。此患儿时而抽搐，乳后气短，面色苍白，体温不高，精神疲惫，是阳气不运、痰湿阻闭，正气大衰现象，故必以温补为主，救其中阳。正气足则自能驱邪外出，服至第三剂第一煎时，患儿大量吐泻胶水状痰涎，是脾得健运、肝得疏泄所致，因而抽搐顿止。本例是肝阳不足、气虚用怯而发痉厥之症，可见肝无虚寒证，亦无温补法之说是不够全面的。

清《福幼编》之逐寒荡惊汤、加味理中地黄汤治疗慢惊当可与此治互参。

头晕（脑胶质瘤术后）

杨某某，女，46岁，山东人，2015年5月29日初诊。

脑胶质瘤术后一个月。患者在医院手术、放疗后，化疗3次，并预言生存期七个月。患者头晕，心慌气短，精神倦怠，食少，口干口燥，面色黯淡无华，大便干，两天一次，小便黄，舌质红，脉弦细数。西医诊断：脑胶质瘤术后。

中医辨证为术后气阴两亏，髓海失养，痰浊内蕴。

处方：知母15克，沙参15克，麦冬10克，百合10克，西洋参6克，楮实子10克，黄精10克，石斛15克，山药15克，白芍10克，黄芪35克，南星9克，桑寄生15克，灵芝15克，天麻10克，鳖甲25克（先煎），水煎取450毫升，每次150毫升，分3次服。日1剂，水煎服。

2015年6月5日复诊，药后口干口渴明显好转，纳佳，体力较上周有力，大便通畅，不干。唯思考后心慌不舒。原方调整加益气之品再服：黄精15克，黄芪15克，山药15克，西洋参10克，石斛6克，茯苓10克，酸枣仁15克，灵芝10克，地骨皮10克，7剂，水煎取450毫升，每次150毫升，一日3次。

患者前后加减服药3个月，2015年8月29日复诊，一切如常人，复查未见复发转移。

后调方常服：南星9克，文术5克，红参9克，太子参20克，天麻10克，茯苓10克，灵芝15克。至今2017年患者仍存活。

按：本例患者为"脑癌术后"放化疗所致的后遗症。西医之手术、放疗和化疗都是抗癌的手段，但同时亦损伤人体气血功能，破坏人体阴阳平衡。中医药在治癌的同时又可兼顾正气，只要辨证准确，治疗多获良效。患者放化疗导致气阴两伤特点，因此选用西洋参、麦冬、知母、黄精、山药、石斛等益气养阴，润肠。以桑寄生、灵芝调补心肾，辅以制南星化痰散结抗癌，故药后即效。后随症加减，辨证施治，患者体质日渐康复，取得满意治疗效果。

呕　　吐

裴某，男，15岁。

2007年7月16日上午9点，自述头晕、腹疼、呕吐，吐后满脸虚汗，面色苍白，眼圈发黑，气弱乏力。亲属讲早上6点左右曾发作1次，服藿香正气液 1 支。当时以为年轻人过食生冷所致，大约 9：20 分左右，又发自汗、呕吐 1 次。喂服姜附等温中止呕药少量。9：30 左右因走动、做事又发作，并表现十分虚弱。考虑到 15 岁青年，若单纯生冷所致绝不会如此厉害，追问没有过多饮冷及冷食情况，应该是平时看电视熬夜过度所致，不然何以如此虚弱。急用参芪各 35 克、姜附各 5 克、归芍各 10 克，煎取 1000 毫升左右，先服 100 毫升左右，10：20 分左右服 5 分钟后又呕吐，但心中稍安，自觉已不似先前难受；5 分钟后又另其再服 50 毫升左右，整个上午大致发作近十次，服药症状略有缓解。嘱其须频频少量服用，若思睡即睡，顺其自然，大致半小时一次，到晚上明显缓解，可以正常对话。7 月 17 日上午又煎上述方药加大枣 15 克、甘草 3 克一剂，服法如前。晚上追访，已自觉恢复正常。

按：此病临床表现俨然一派少阴证表现。因为少年正气尚处于上升阶段，加之又是盛夏，所以未出现恶寒，但恶寒发冷应该是同一病机，虽然不是外感寒邪所致，但过劳伤及阳气病机则是完全相同，因病情十分明显而未察舌、诊脉亦一大疏忽点。当时上午服药三次尚无明显进展。患者少气、懒言，极度乏力，又昏昏欲睡。药后他熟睡一个小时后，精神才略有好转，下午又令频频服用，直到晚上精神才明显好转，可以聊天。

皮痹（硬皮病）

苏某某，男，43 岁，绵阳竹器社干部。

患者于 1971 年 1 月发病，当时面部阵阵潮热发红，四肢关节疼痛，医作风湿关节炎治疗无效。到 1971 年 6 月逐渐四肢强直，行动困难，皮肤肥厚变硬，脸色发黑如火烧状，身上起花斑，头发眉毛渐落，饮水进食觉喉部哽塞，1971 年冬天，病情更加严重，周身皮肤黯紫如茄子色，皮肤僵硬麻木，手不能平举，抬脚时关节不能屈，仅能离地八厘米高，行不及一百米远，感到脚底踏得发痛，站立不足五分钟，睡觉起床都需人推放，衣服需别人帮着穿脱。经某专区医院、某医学院确诊为泛发性硬皮病，劝其回家服用中药。1972 年 9 月 2 日经朋友邀请去病家诊治，当时除上述症状外，面色紫黑中夹黯红，皮肤粗糙厚硬无汗，畏寒肢冷、苔白腻厚、脉沉细如丝。诊为阳微气弱，营血不通，气不能煦、血不能濡，络脉瘀阻，致使经脉失养，皮肤不仁，僵硬肥厚。治以温阳补气为主，佐以养血通络，参以虫蚁搜剔。

处方：党参 15 克，黄芪 15 克，附片 15 克，肉苁蓉 12 克，生地 15 克，首乌 15 克，黑芝麻 15 克，枸杞 15 克，白芍 15 克，防风 6 克，石菖蒲 6 克，丹参 9 克，甲珠 3 克，地龙 9 克，蝉蜕 3 克，僵蚕 6 克，全蝎 3 克。水煎服。

五剂后无不良反应，又服五剂，病有好转，皮肤转润有汗出，1972 年 9 月 27 日亲到门诊，嘱服上方，三日一剂。至 1972 年冬，病情大见好转，已能自己穿脱衣服，做轻微的家务劳动，1973 年 3 月能独立走一千米多去上班，1973 年 6 月因天气太热药汤馊停药。

1973 年 8 月中旬到家随访，病人自觉好转百分之七十，肤色大部分恢复正常，柔润起皱，能正常排汗，行动走路如常人，只是觉得筋还有些绷紧微硬感，气候变化还感到怕冷，近来心跳，应病者请求改汤为丸缓服。

丸方：黄芪 3 克，党参 3 克，附片 9 克，当归 15 克，肉苁蓉 12 克，生地 15 克，白芍 15 克，枸杞 15 克，黑芝麻 50 克，丹参 9 克，牛膝 9 克，甲珠 3 克，地龙 6 克，全蝎 1.5 克，上药碾末、蜜丸，每丸重 9 克，早晚各一丸，追踪访问，三年来照常工作。

按： 硬皮病属于自身免疫性疾病的一种，属于难治性疾病，中医多认为本病为皮痹范畴，以阴阳两虚兼感寒湿邪气、气血瘀滞为主，常以阳和汤治疗。本例患者病变范围较大、病情较重，治疗中师法阳和汤而不泥其方，方中附片祛其寒湿，枸杞、肉苁蓉阴阳双补，生地、当归、白芍、牛膝养血行血，又以虫类药加强活血通痹，复兼调节免疫之功能，患者取效较速尤其与方中补气之药有较大关系，气为血帅，元气强自然气血周流，与四神煎重用黄芪治疗鹤膝风可互为参考。

胸闷（气胸）

卓某，女，44 岁，2015 年 11 月 23 日，四川成都人。

主诉：气胸反复发作 7 年。

患者于 2008 年 6 月患感冒咳嗽半月，后因出现胸闷气短入当地某医院检查，诊断为：气胸。2010 年初痛经，2011 年 6 月清宫术后痛经加重。

2013 年 2 月痛经加剧，疼痛持续七八天，出虚汗，四肢冷，大便稀。入院治疗诊断为：子宫腺肌病。2013 年 10 月气胸复发，做引流抽气后好转。2014 年 3 月气胸再次复发，后入成都某医院实施肺大泡切除术加胸膜固定术。2014 年 6 月，月经后持续腹痛，食欲锐减，身体虚弱。气胸第四次复发，行胸腔引流后好转。2015 年 2 月，剧烈痛经，呕吐，胸闷气喘；气胸第五次大发作。2015 年 9 月严重痛经，经后下腹部持续刺痛，上肢肿胀，无食欲，身体虚弱，气胸第六次发作。长期气胸的反复发作，使患者异常痛苦。悲观绝望时寄希望于中医治疗。经人介绍来我处就诊。

刻诊：面色黯黄，略虚浮，神倦体乏，失眠多梦，胸闷，气胸引流伤口处未完全长好，有渗液。时腰酸，四肢麻木，晨起口苦，肠鸣腹痛，大便稀，小便排出时腹痛，脉虚，舌质淡，苔白腻。证属脾肾阳虚，气血亏损。

处方：红参 10 克，白术 15 克，茯苓 10 克，薏苡仁 15 克，黄芪 30 克，肉桂 5 克，当归 10 克，白芍 10 克，陈皮 10 克，肉苁蓉 15 克，枸杞 10 克，鸡血藤 15 克，干姜 3 克，砂仁 10 克（后下）。5 剂，水煎取 450 毫升，每次 150 毫升，一日 3 次。

2015 年 12 月 3 日复诊：药后伤口渗液消失，易入睡，面黑黄，大便略干，便时小腹痛，腹鸣，胃偶灼热，四肢麻，晨起口苦，白苔大减。原方加减：

处方：黄芪 30 克，党参 25 克，北沙参 15 克，肉苁蓉 15 克，丹参 10 克，枸杞 10 克，陈皮 10 克，山药 15 克，火麻仁 15 克，三七 3 克。7 剂，水煎取 450 毫升，每日 3 次。

2015 年 12 月 17 日三诊，精力转佳，胃口好，下腹转暖，疼痛消失。偶烦躁，四肢麻减，吃羊肉汤后眼睑肿，易醒，气胸处微痛，快走胸闷。原方加减。

处方：百合 12 克，黄芪 30 克，西洋参 10 克，茯苓 10 克，肉苁蓉 15 克，青皮 3 克，丹参 10 克，枸杞 10 克，炒酸枣仁 15 克，山药 15 克，火麻仁 10 克，三七 3 克，楮实子 10 克。6 剂，水煎取 450 毫升，每次 150 毫升，一日 3 次。

2015 年 12 月 26 日四诊：精力更好，累减少，眠好转，偶心慌，深呼吸时右胸略痛。

处方：粉葛根 10 克，黄芪 20 克，西洋参 10 克，茯苓 10 克，丹参 10

克，枸杞 10 克，炒酸枣仁 15 克，山药 15 克，麻仁 15 克，薏苡仁 15 克，刺五加 15 克，灵芝 10 克，楮实子 10 克。6 剂，水煎取 450 毫升，每次 150 毫升，一日 3 次。

2016 年 1 月 5 日五诊：药后全身暖和，状态佳，坐马桶也不会像从前寒气刺骨，睡一晚足暖和，多年来未有过。近来晨起小腹略刺痛，中午自行消失，睡眠偶惊醒。

处方：芡实 10 克，莲子 15 克，楮实子 15 克，枸杞 15 克，当归 10 克，白芍 6 克，红花 3 克，肉苁蓉 15 克，杜仲 10 克，桑寄生 10 克，牛膝 6 克，灵芝 10 克，黄芪 15 克，黄连 5 克，黄芩 10 克。5 剂，水煎取 450 毫升，每次 150 毫升，分 3 次服。

2016 年 1 月 27 日六诊，月经至，痛经，情绪低落。

处方：当归 9 克，川芎 3 克，白芍 15 克，柴胡 10 克，天麻 10 克，丹参 10 克，杜仲 10 克，鸡血藤 10 克，桑寄生 10 克，续断 10 克，肉苁蓉 10 克，生姜 1 片，枸杞 10 克。3 剂，水煎取 600 毫升，每次 150 毫升，一日 2 次，2 天喝一剂。期间说痰多加陈皮 10 克，半夏 10 克，生姜 1 片。

痛经严重时换方：良姜 10 克，红花 5 克，三七 5 克，艾叶 10 克，木香 5 克，五灵脂 10 克。一剂，水煎取 150 毫升，三次分服。

2016 年 1 月 28 日，痛经剧烈。予黄芪 25 克，红参 6 克，川芎 6 克，白芍 10 克，当归 6 克，肉桂 9 克，怀牛膝 9 克，肉苁蓉 10 克，菟丝子 10 克，姜黄 3 克，红花 3 克，三七 3 克，益母草 9 克。

另附片 10 克，干姜 10 克备用。后常上方配姜附水服。

2016 年 11 月 23 日，患者来信，经四川某权威医院检查，困扰多年的慢性气胸已痊愈。患者高兴地说要把 11 月 23 日定为自己第二个生日！

附患者来信：

蒲老、石老师，我打算把今天，11.23 作为我的第二个生日。真心感谢二位老师，去年的今天，我拖着奄奄一息的身体和一颗绝望的心来找你们，经过这一年的精心治疗，我基本可以正常生活了，纠缠我数年的气胸终于在这一年愈合。这一年，我陪伴孩子、老妈，全家不再被医院折磨得噩梦连连。真的，我生命里的二位大恩老师，是你们给了我生活的希望，今天，我重新复习着原先的工作留下的作品，心中又开始憧憬，向往……终于可以慢慢地与这个世界重新发生链接，为社会再次创造价值了。

急性中风抢救

2000年8月李某某到敦煌视察，9月初突发脑梗死，入住某军医大学某医院。

【得到消息，急赴西安】

2000年9月6日晚上，李某某女儿来电话："蒲老，我爸爸昏迷几天了，请您无论如何来抢救他……尽快来吧！"

7日，从绵阳风雨兼程抵达成都双流机场，8日上午8点25分飞抵咸阳机场，李老三女婿华某及某省政府接待处小阎在机场迎接，华某对我说："我们要求邀请你们父女参加抢救，上报保健局，因为您以前抢救过陈上将，有抢救的经验，又是蒲老的子女，政治可靠，得到批准。"

他还问："您还有其他事情要办吗？"我回说："这会儿是救人要紧。"华某说："那我在机场等候小蒲（注：我女儿蒲永文，时在中国中医研究院工作），小阎陪您去医院。"

10点过到达医院。李老的病房在9楼，楼上安排了警卫，我们进出都需要证章，李老的二女婿接我上楼，刚上9楼，电话铃响了，接完电话他告诉我，刚才是朱总理的秘书询问病情及抢救情况，并要求随时汇报抢救情况。我立即感到这次抢救非同寻常。

【各路高手齐聚某医院】

永文12点左右自北京飞抵西安，我和永文被安排在李老病房对面的房间住，李老9月3日因昏迷入住某医院，诊断为脑梗死。

当时体温38.9℃，血压162/90mmHg，心率每分钟107次，氧饱和度70%，虽然连续两天输泰能，但体温始终不退，仍处于昏迷状态，心电图24小时监护。

保健局局长张某某坐镇指挥，一家医院派出专家小组，另一家医院组成了由万某为组长的抢救小组，小组成员由十多名博士生导师及其他业务尖子组成。

当天下午，张局长通知我们父女俩："你们是抢救小组成员，每天参加会诊。"

每日会诊两次，上、下午各一次。下午 4 点，我和永文参加会诊，会议室设在 8 楼，由张局长主持，参加会诊的还有某大学赵某某副政委、某军医大校长、政委、警卫局的领导、某医院两位院长、北京某医院三位专家、某医院 20 多位业务骨干、保健局、医药局领导及李老家属。参与会诊的人员挤满了会议室，座无虚席。

会诊由张局长先讲话，内容是要求大家高度重视这次抢救工作，接着万某汇报病情，紧接着各位专家发言，而后家属代表讲话，时间 2 小时左右，直到大家的意见统一为止。

会诊结束后华某一再鼓励我："蒲老，您不要有顾虑，要放手一搏，我们信任您！"

家属要求在每次处方时要预见药后可能出现的各种情况，并且把应对各种情况的药方也准备好，按照顺序编号，以保证病人在任何时候能够及时服药。

我的每次处方都一式四份，保健局一份存档，药房一份，家属一份，我本人一份留底备查。

处完方抓好药后，药物由我进行检查，家属说："您认为合格，我们就去煎药，您认为不合格，就换，换到合格为止。"每剂药都按规定煎取一定数量备用。

病人每次服药也需开处方，比如几点鼻饲几号方，多少毫升，在多长时间内执行完毕，都要以处方的形式表现，我在某医院的 8 天抢救过程中，共开出药方和执行处方 60 多张。

在会诊时，大家一致认为，病人每日的总进出量为 3000 毫升，给中药分了 400 毫升，征求我的意见，我表示原则上同意，但是中医讲究辨证论治，也许我用不了 400 毫升，也许超过一点。

在 8 天的抢救中，我每日的用量从未超过 300 毫升。

【受质疑，坚定自见】

在会诊之前有一小插曲：9 月 8 日中午，我到病房看李老，当时一部分护理人员和李老家属在场，他们讲到，由于高热不退，西医主张用物理降温法，即用冰块在体表降温。

家属担心反而把热闭在体内，坚决不同意，尤其李老夫人守在病房寸步不离，怕别人趁她不在时采用上述方法，另由于李老 5 天来一直处于昏迷状态未进食，西医打算用鼻饲给营养，我对此持保留态度。

待我回到寝室大约 1 小时后，张局长急匆匆走进来，对我说："听说你不同意上冰床？听说你不同意给营养？要知道 5 天没有进食，可能造成脑细胞的进一步损害！"

我沉吟了一下，冷静地对他说："请你注意，不同意用冰块降温是家属的意见，而且这是西医提出的治疗方法，我不适合发表意见！至于给营养，你们认为 5 天没有进食可能造成脑细胞的进一步损害，可是你们注意到他 5 天未大便了吗？营养物质进入体内，长时间停留，极有可能转化为有害物质。我保留我的意见！"

他听完我的陈述后，说："我不是单纯搞行政的，我也是搞业务的，我拿了 2 个博士学位，以后你有什么看法对我说好吧。"

我说："那好嘛。"

【治疗开始，如履薄冰】

9 号上午李老体温 38.8℃，我用白萝卜汁、梨汁加入三仙煎取的药液，鼻饲每次 50 毫升，另外用清热、解毒、凉血、益气等药配合安宫牛黄丸，每次鼻饲 100 毫升。

中午 10 点半左右，拉出黑色粪球一个及黏糊状黑便约 30 毫升，又服药 50 毫升，11 点过大家正在讨论病情时，又大便一次，稀糊状约 60 毫升，下午 1 点 50 分和 3 点 45 分，又相继 2 次稀便，量多约 200 毫升左右，并转矢气。

下午会诊时，中医科主任夏某高兴地说："腑气通了，这是好现象！"但很多西医担心地说："大便次数过多，肛门有充血水肿现象，怕造成继发感染。"

这时呼吸科沈某某教授问我："蒲教授，你没有用什么下药吧？"我笑着说："李老 87 岁高龄，不宜用下药。请大家放心，我已经采取了措施，今晚就要见分晓。"

在中午 12 点过见已 5 次大便，最后一次大便有较多黑稀水，因担心泻下太过，阳气下陷，诱发其他变症，便立即备好健脾止泻药方，又怕健脾止泻太过余焰未尽，死灰复燃，形成重又闭塞的局面，反复考虑了 10 多分钟才安排煎药，处方：附片 6 克、人参 10 克、干姜 5 克、白术 10 克、甘草 3 克，采取小剂量给药，中病即止，每次给药仅 30 毫升。此时真是如临深渊、如履薄冰。

给药 2 次后，到晚上 7 点半，仅稀便一次，约 100 毫升，体温在

38.2℃至38.4℃之间徘徊。

【情况危急，众说纷纭，莫衷一是】

9日，因为已经6天高热，连续用泰能未能让体温明显下降，大家非常焦急。

有的主张喉头切开，有的认为喉头切开极可能造成新的感染，有的西医提出用片仔癀控制感染，有的主张用水蛭制剂活血化瘀，马上又有人说谨防造成大出血。

争论异常激烈，但未能达成共识，我仍然按照我的治疗方案有条不紊地进行。

会诊结束前某领导看望李老，并再次强调了这次抢救工作的重要性。要求全力以赴、不惜一切代价抢救。

我感到责任重大，会场内气氛异常紧张，环顾各位专家，人人表情凝重。会诊后医院戚某某教授在广场散步时对我说："蒲教授，这个差不好当啊！"

一天半来，我虽然有说有笑，但心里沉甸甸的，吃不好饭，睡不好觉，满脑子都是体温、脉搏、血压等等，随时都在考虑如何尽快扭转病情，每天进出病房不下十余次。10日，凌晨3点，体温38℃，早上7点过，呼之能睁眼，但心跳快、咳嗽、喉间有痰鸣声。

9点半会诊时，总结认为病人总体情况比昨天好一点，没有滑坡，但好转不明显。我仍按原方案进行治疗。

22点，体温下降至37.8℃。全天糊状大便3次，每次50毫升左右。

【一波三折，终现转机】

11日，李老情况明显好于10日，皮肤有滋润感，肌肉有力度感，鼻腔已经有鼻涕，脉象平和，表情安详，体温基本在37.2~37.8℃，仅在下午3点半有短暂的38.1℃，血压132/65mmHg，心率每分钟107次。

12日，李老女儿给我和女儿送来中秋慰问，加之李老病情好转，感到一种说不出的轻松。全天体温37.6~37.8℃，血压158/77mmHg，心率每分钟87次，氧饱和度100%，睁眼的时间更长一些，喉间可以含混不清地发声。

13日，体温37.3~37.6℃，血压146~143/77~68mmHg，心率每分钟90次左右，氧饱和度100%，其中在注射时李老明显呼痛，胳膊后缩，可以在医护人员的提示下睁眼、闭眼，配合很好。

看见李老知觉明显恢复，医护人员都非常高兴，不由自主地说："这下好了，这下好了！"众多专家看见李老病情好转，异常兴奋。几天来的沉重气氛一扫而光。

李老全天的情况都比较好，晚上 11 点半，我正打算就寝，突然永文来说："李伯伯这会儿脉象不太好。"

我和李老的病房仅一步之隔，因此我们在最短的时间就赶过去了，一摸脉象，果然很微弱，同时心电图也反映出来了。

我立即安排鼻饲早已备好的药液 15 毫升（处方：生晒参 10 克、附片 5 克），等抢救小组的其他专家赶来时，脉象和心电图都已经恢复正常。又观察了半小时，见李老状态很好，才各自回房休息。

14 日，体温 37.2~37.4℃，血压 157~135/104~68mmHg，心率每分钟 84~90 次，氧饱和度 100%，全身状况稳步好转。

晚上我对李老家属说："鉴于李老的病情已经稳定，我准备回川了。"

他们的表情一下就僵住了，李老女儿急说："您不能走！刚刚才好转，您不能走。"我说我已经离家一星期了，而且李老的病情已经非常稳定了，我可以走了。

僵持好半天，李老女儿才无奈说："那您走小蒲不能走。"永文说："我还在协和医院进修，请假过来的，李老病情稳定，我也得回京了。"最后我说："把李老送回北京，由永文直接诊疗，我在四川指导。"

几经周折，家属才同意我的意见。但还是说："到底能不能走？您说能走我们就走，您说不能走我们就留下来，我们听您的，您表个态。"

我沉默了近 10 分钟，最后说："走。"李老女儿要求："那您要保驾护航啊，在飞机上的这 2 个小时之内，要平安无事啊。""好！明天我护送李老返京。"

15 日，早上 5 点，体温 36.7℃，血压 142/72mmHg，6 点 50 分，体温 36.9℃，血压 138/68mmHg，氧饱和度 100%，至此，抢救工作可谓圆满成功！当天中午，医院郭副院长及部分专家与我在院内合影，留住这次难忘的记忆。

当我和女儿利用这难得的空闲在医院各处参观时，得到了大家热烈的欢迎，郭副院长还提出："蒲教授能不能给我们讲两堂课？"我笑说："这次时间太紧，以后有时间大家互相交流。"

下午 4 点，开会，保健局对此次抢救工作做了总结，他强调："首长如此高龄、如此凶险的症候，在这样短的时间病情得到了很好的控制，说明这次抢救是成功的。由于首长家属非常相信中医，中医在这次抢救中做出了贡献！"并在会上讨论研究了明日返京事宜。

晚上省委省政府举行了饯别宴会，我应邀出席了宴会，宴会上大家一致赞扬我对此次抢救所作的贡献，并赠送我纪念品以作留念。

【李老平安回京】

16 日，早餐后，警车开道，李老和我们的车队直奔机场，医院派出了以沈某某教授领队的护送小组，到了机场，看见专机早已等候在停机坪。我和李老夫人及警卫局工作人员在飞机中部，中午平安抵达北京，经过某医院检测，李老的各项指标均在最佳状态。

在分别时，保健局领导握着永文的手说："如再有相同的情况，还是欢迎你们父女参加抢救！"

永文回答："责任太大了，心里还是有些不能承受呵。"

事后，永文告诉我："在飞机下降前半小时，李老的面色不好，我按照您的安排鼻饲了药液（处方：生晒参 10 克、附片 5 克）20 毫升几分钟后面色就好转了。"

当天下午我们入住某大学第二招待所，晚上，赵副政委代表某大学给我们接风洗尘，席间，我与沈教授说："我这人素来不拘小节，在语言上有不周之处，要多多谅解啊。"

沈教授说："哪里哪里，蒲教授，您是高人、是隐士！中医用药用到几毫升，我还是第一次见到。"

高度的紧张过后，工作取得圆满的结局，那种喜悦可想而知，当晚，大家尽欢而罢。

20 日，李老家人在京西宾馆为我回川饯行，席间，李老夫人给我敬酒 5 次，一再说："这次抢救您起到了关键性作用！"李老女婿华某讲："我们以宴请国宾的礼节来招待您，以表达我们的感谢之情！"

【后记】

9 月 20 日，国防大学给梓潼政协发了感谢信。附感谢信全文如下：

梓潼县政协：

9 月初，老首长在外地视察期间，因病住进西安解放军第四军医大学附属西京医院。

9 月 6 日，病情加重。贵县政协副主席蒲志孝及女儿蒲永文应首长家属聘请，于九月八日到达西安，参加医疗抢救工作。

在第四军医大学、西京医院、解放军301医院专家及蒲老父女的全力救治下，老首长的病情得到了有效的控制，九月十六日已平安返回北京，住进301医院继续治疗。

在西安的救治过程中，蒲老父女很少休息，不分昼夜及时观察病情脉象变化，随症用药，为抢救老首长作出了贡献。

为此我们谨向贵县政协及蒲志孝同志表示衷心感谢。

此致

敬礼！

中国人民解放军国防大学办公室
二〇〇〇年九月二十日

22日，返川。

回首西安抢救，在短时间内取得成功，有诸多原因：党中央、中央军委领导的高度重视是成功的关键！自不待言。

【个人体会】

一、长期坚持不懈的中医理论学习和临床经验积累，尤其是疑难重症的经验积累，是这次抢救的知识基础。

这种知识转化出的强大动力使我能挑起这副重担，能从纷繁复杂的征象中找出疾病的症结所在，因而在抢救中能处变不惊，从容应对。老年危重病人的治疗，既要灵活、又要预见到病情可能出现的变化，提前预判，做好准备，以防措手不及，这是至关重要的！

二、医患之间的高度信任，家属亲切的关怀鼓励，使人如沐春风，所以在处方用药时不致畏首畏尾，顾虑重重。若不敢放手一搏，反而贻误病情。

三、西医的支持疗法也是不可或缺的。

在病人昏迷的情况下，西医的给药途径是相对先进的，对维持病人的体能起到了重要作用。而在会诊时，对各项生理指标的分析是我辨证的重要依据之一。

辨证施治是中医的特色，也是中医诊断的根本。但在临床上仅凭原来的望、闻、问、切四诊所提供的证，已经不够用了，甚至有些时候无证可辨，比如意识障碍病人无法问诊，所以有机的结合西医的诊断，是对辨证施治的一个重要补充。

把辨证施治向前推进，使之与时俱进，而不至于在原地踏步不前。辨证施治也应随着时代发展而赋予新的内容。

当然还有很多其他因素如抢救小组的专家、医护人员的高度责任感等，也是成功的重要因素。

屈指一算，2000年9月抢救至今已过去十多年了，真是光阴易逝！一代元戎如今已与世长辞（注：2011年5月8日李老逝世），令人无限感慨。

附录：抢救所用方

1. 安宫牛黄丸。

2. 粉葛根10克、柴胡10克、生石膏25克、黄连10克、黄芩15克、栀子15克、金银花15克、连翘15克、紫花地丁15克、玄参10克、薏苡仁20克、甘草3克。

3. 独参汤、参附汤（生晒参10克、附片5克）。

4. 附子理中汤：附片6克、人参10克、干姜5克、白术10克、甘草3克。

5. 梨汁。

此数方或单用或合用，随症加减使用。

暑　温

黄某，女，58岁。

于1973年8月下旬患暑温，高烧39℃持续四日不退，其间中医用银翘芩连之类，西医注射青、链霉素之类，至第五日热退至38℃，但神昏纳呆，邀我诊治：患者素来阳虚，面容消瘦、面色浅黑（虽刚洗脸，但犹如长时间未洗脸），汗出如洗、气怯懒言、舌质鲜红无苔、脉细如丝，在诊治过程中，患者几次闭目喃喃自语，呼之问询，她惊异说："我没说什么？"家人讲三日未进食。

参合脉症，病系伤于暑热，表散太过，气阴两伤、胃气微弱之至，虽有余热未尽，也不可再用苦寒之品。叶天士说："舌绛而光亮，胃阴亡也，急用甘凉濡润之品。"王孟英说："舌质光绛而胃阴亡者、炙甘草汤去姜桂加石斛、以蔗浆易饴糖。"我正欲本此意书方，病人说："我再不想吃药了，闻见药就想吐。"踌躇之间，见桌上有一个大西瓜，猛思西瓜正是甘凉濡润、益气生津祛暑之妙品，古人有天生白虎汤之称。乃嘱病者家属说："如病者思饮、可将西瓜频频少量与之。"

反复叮嘱，绝不可一次多吃，只能频频少与，次日复诊，病家说："在患者想吃西瓜时，每次用勺子喂2~3勺，至后半夜陆续吃西瓜半个，一身大汗、汗后热退身凉、神志安定，问再服何药？"

见其汗后热退身凉神清，是邪去正安之象，而病人因之前服药较多，现在又厌恶服药，勉强用药反伤胃气，更使患者心中不快，心中不快则气机不畅，反而有碍恢复。因此说："暂不服药，可少进病人喜欢的清淡饮食以助胃气"。特别强调少少与之，取轻舟速行之意。第三日家属来说能少进稀粥。但仍神倦思睡，唾液较多，此为胃阴已复，阳气不足，为书香砂六君子汤，以助脾胃运化，嘱其也要缓缓少服，则能益气悦脾化浊而不伤胃液，若急急多服则反温燥、劫伤胃汁。病者谨遵其法，十日缓进三剂而神志渐安，停药饮食调养，一周后康复。

按：西瓜味甘性凉多汁，补而不壅，凉不伤阳，虽多汁而不腻，诚为热病气阴两伤、胃气仅存一线者难得的佳品。叶天士用蔗浆梨汁救阴，先父用茶叶救治热病后期，病人感到是食物而非药物，解除了思想上的恐惧、抵触，易于接受。

这种食疗，巧思妙用，寓神奇于平淡之中，给人以深深启迪，值得学习和借鉴。

又叶天士论温病救阴尤易，通阳最难，确为经验之谈。但美中不足的是，他认为通阳不在温，而在利小便，未免片面，小便之所以能利，说明气机未衰，尚有推动之力，若阳气太衰，推动无力，审时度势，温法也属必用，当然温法过用，又助热势则在用者随时警惕。

反复高热

2004年4月5日上午9点，我（赵大夫，跟诊蒲老）来到蒲老师在北京的住处，跟着老师坐上患者家属的车去北京一家以神经外科而著名的三甲医院，去看一位肺炎高热的老年患者。

患者家属是我的一位患者。此前两月曾就他父亲的发热病情咨询过我，让我推荐治疗发热的专家，彼时尚未认识蒲老师，建议请一位在发热方面久负盛名的全国知名专家出诊。患者服汤药并配合成药片仔癀后一周体温逐渐下降，而在随后不到两周，体温又复升高，此间虽然不断改方换药，体温仍未能得到有效的控制。患者家属向我咨询是否请另外一位内科著名专家，我告知该专家并不以发热见长。当时虽初识老师，因知老师家学渊源，其父蒲辅周先生为新中国最具声望的中医名家，并且知道师姐蒲永文经常为病家延请出诊，所接诊病人以急危重症居多，因此向病人推荐蒲老师。

来到病房后，患者家属拿来病历，老师看了患者体温记录、检查结果、诊断，来到病床前。

患者王某，男性，78 岁，原某日报群工部主任，曾因多次脑出血、脑梗死入院，1995 年曾做直肠癌手术，此次因脑出血住院并发肺部感染，发热已经六个月，二型呼衰，贫血，一直处于浅昏迷状态，抗生素早已升至头孢三代，每日大量应用泰能，仍发热不退，每天下午最高可至39℃以上，血红蛋白仅 70g/L，红细胞 $2.6×10^{12}$/L，早已下了病危通知书。患者平卧于病床之上，上置棉被，面色淡黄，微微透出红色，双目凝视，痰声辘辘，时有呛咳，肌肤扪之灼热，舌缩于内，苔少，脉来洪大鼓指。老师诊脉后询问家属及保姆有关情况，知大便秘结，依靠开塞露，三日大便一行，略作思索后嘱我取出空白处方。

我因为第一次跟师出诊，当时非常疑惑，如此重症，何以匆匆了事，因此抬头注视着老师。老师看出我的疑虑，笑笑对我说："诊脉察舌，四诊合参，我心中有数了，我们在地方几乎天天遇到重症。"随即口述处方，我来记录。"黄芪、党参、干姜、附片、葛根、远志、黄连、胆星……"三剂药，每剂药煮取 200 毫升，每次服 40 毫升，三剂药 5 天吃完。一边抄写处方，我心中已如惊涛骇浪一般。等到处方完毕，请老师审阅后，当医生的责任感，促使我鼓起勇气向老师提出自己的疑问："我知道甘温可以除热，可是一般都用于功能性发热，发热一般不高，像这样老年肺炎感染重症，高热，用参芪再配上姜附，您觉得可以吗？"老师指了指病人的脚让我摸。患者腿脚发凉，老师说，病人脉大而中空，身热足冷，这是过用抗生素及苦寒清热药使阳气大伤，气机运转无力，痰热内蕴，升降失调所以发热不退。"可是我没有看到您摸病人的脚啊？""你可能没注意，我在诊完脉后绕病床走时已经扪诊了，这是经验，危重症看得多了，就会明白的。"

出诊回来以后，我一直还在担心，患者会不会有意外。结果每日患者家属打电话过来，当天晚上开始服药，次日体温最高37.4℃，第三天最高37.2℃，随后体温正常，一周后白细胞降至正常。老师又在前方中略作调整，前法继进。后患者痰培养转为阴性，再有一周，连续应用了数月的抗生素也停掉了。

2004年6月，老师回川，患者每天仅服老师家传验方丙型益元胶囊1粒，至9月初，老师返京后，患者家属讲："这三个月，我父亲状态很好，低蛋白血症也纠正过来了。"

2005年5月上旬，患者又出现腹胀、汗多、尿少，每天200毫升，导尿后也仅300毫升，全身浮肿，医院认为心肾衰竭，建议安起搏器，老师恰从山西回京，认为证属心脾肾阳气衰弱，不能运化水湿，又处以干姜、桂、附、参、芪、茯苓、泽泻等，三剂后肿消大半，每日尿量增加至1700毫升，调理至月底，患者肿全消，每日尿量2000毫升左右，一天，老师问患者家属："不是说要安起搏器吗，安了没有？"家属回答："因为一切正常，医院没再提起搏器的事了。"

2005年11月初，患者因真菌和细菌双重感染，高烧达40℃，白细胞升至32×10^9/L，各种抗感染和抗真菌的西药用了无效，老师处方：粉葛根10克，白芷10克，黄连10克，银花15克，连翘15克，黄芩15克，紫花地丁15克，竹根七15克，砂仁10克，生姜2片，进退7剂，体温稳步降至正常，而白细胞降至8×10^9/L。

古语有云："老怕伤寒少怕痨。"作为一个临床医生，我深知老年性肺炎的可怕，尤其当患者免疫力低下的情况下，抗生素很难发挥作用，一般这样的病人也都委诸天命。患者78岁，7次脑血管意外的情况存活下来已经很难，在这种情况下患有肺炎，却得以迁延时日，是由于患者系高干，各方面条件比较好，医院和家属都积极救治。然而眼前如此危重症得以转危为安，并且是在很短的时间内恢复正常，不能不说中医疗效奇绝，中医学博大精深。

在近2年的治疗中，患者虽有数次外感发热，几次胆道感染发热和真菌感染等突发重症，经老师妙手均得以很快转危为安。以致主管的西医医生，都表示积极配合中医治疗。不尚空谈，唯重实效，擅长急危重症确为蒲氏医风之所在。

2006年春节老师回川前，再三叮嘱患者家属："患者年高，久病缠绵，正气仅存一线，用药稍有不慎，后果不堪设想。不要以为每次危险，我都在较短时间内看似轻描淡写化险为夷，就产生麻痹心理，若有差错，是要用生命付出代价的，千万不要以为我在危言耸听。"

2006年3月，老师去广东，在老师离京后，院方认为：中药利尿太厉害了，每天3000多毫升，把我们补的营养都流失了，停用中药。5天后，患者全身浮肿，尿量一天仅100多毫升，出现心肾两衰的危候。患者家属急电求助："院方说：'你们赶快请这位老先生，我们配合抢救。'"待处方传至北京，为时已晚。

此病治疗至今回忆起来犹如昨日，有太多的东西值得我思考……

按：患者脑血管意外包括大面积梗死、出血已经7次，肺部感染后，正气不足，虽然使用抗生素，不能发挥相应的治疗目的，用苦寒清热、甘寒养阴虽可将火热之邪暂时压制，然元气衰微，升降失常，终不能推邪外出，致郁滞化火，火与元气不两立，运用补元气、复升降佐以祛邪之法，病情迅速好转。

（赵大夫整理）

痰饮（脑神经麻痹案）

敬某某，男，60岁。

1970年7月，一天中午，烈日当空，儿时的玩伴赵某来请我为他舅舅出诊，他说："我舅舅两年前因行路遇雨，浑身湿透，又将湿衣穿干，后来开始头痛，随着视力逐渐减退，半年前双目视物模糊，两颊麻木，不能咀嚼，上下颌一动麻木加剧，咀嚼食物时满口痰涎，并且觉得胸中痰涎上壅，到现在已无法进食米饭、馒头之类，每天仅喝稀汤两小碗，两年来先后在县、市治疗，吃了不少中西药，都无效，家人准备送他去成都治疗，哪知道在绵阳火车站候车时，不慎将火车票掉落至堆积如山的红砖缝中，舅舅认为这是不祥之兆，要死也要死在家中，不愿意做异乡之鬼，现卧床在家，无论如何请你去看看。"

听他介绍情况后，我说："这个很麻烦，已经六十岁的人了，不好治。"他说："家里人都明白，已经在准备棺材了，绝对不会给你找麻烦，管他怎么样，死马当活马医，请你去看看嘛！"

患者卧于病床，面容消瘦，面色青黄，舌质紫黯，舌苔白而厚腻，望舌苔时看见他满口都是痰涎，脉沉细而缓。问答之间，患者讲话二、三句则痰涎上壅，齿颊麻木如脱落一般，头昏眩无力抬起，家属扶持坐起不足十分钟，见其实在衰惫无力，就让他仍然躺下。

此症属痰饮为病。细思患者年已六旬，元气已衰，元气衰运化无力则易生痰湿，更兼途中淋雨未及时更衣，将湿衣穿干，表阳受损，湿气内侵，里阳受困，内外合邪，痰湿阻于太阳阳明经络，故头重而昏痛、两颊麻木，痰阻胸中，则清阳之气不升，痰浊易上壅而不降，以至于视力模糊、神气衰弱。若淋雨初期即以辛温之药祛散寒湿，则不至于伤及脏腑阳气。目前痰涎壅滞为标，阳气衰弱为本，治宜标本同治，以温补脏腑阳气为本，祛痰湿为标。此症当时西医诊为脑神经麻痹。

病痰饮者，当以温药和之，非离照当空不能扫除痰湿阴霾。

处方：黄芪20克，党参20克，天麻10克，川芎10克，桂枝10克，附片10克，陈皮10克，石菖蒲10克，远志5克，制南星10克，茯苓10克，白芥子10克。

嘱服三剂，在离开时我说："先吃药观察，有效再来找我，无效就另请高明吧。"

三剂后患者痰涎稍减，头昏痛减轻，在原方基础上加服龙马自来丹0.3克，长服。

一月后，可以自己坐起，能进食米饭、馒头等，继服上方。

三月后，可以起床在院里行走，视力明显改善，痰涎壅盛基本消失。以香砂六君子合金匮肾气丸为主方，随症加减，以善其后。

半年后，完全康复，体力较病前更强，经常挑菜至五千米外的集市出售。

按：中医有三因论治、又云治病求本，患者感受外湿，湿邪困脾，加之年事已高，脏腑功能衰退，内外合邪，致如此重证，西医诊为脑神经麻痹，本例治疗不拘泥于西医诊断，坚持从痰湿论治，而取效关键在于益气温阳法，所谓"大气一转，其气乃散"，从而使本病短期内痊愈。

高热合并亡阳

2000 年 9 月 19 日下午，应童老将军长子童某某之邀赴某医院呼吸科病房为童老诊治，童老已年届百岁。

童老昏睡病床，24 小时依靠呼吸机维持，面色枯黄中略带灰黯，喉中阵阵痰鸣，阵性咳嗽，痰液依靠鼻管吸排，由于无自主意识无法问诊，诊脉时觉脉长而柔和，但浑身虚汗，在患者无意识张口时看舌质淡。

童老体温 36.8℃，脉搏每分钟 92 次，在 88～102 次/分之间波动，血压 135/65mmHg，X 片示左肺感染。

童某某讲童老 7 月 3 日因老年性肺炎入住某医院呼吸科，治疗至 8 月 14 日院方下病危通知，家属拖延至 9 月 11 日才签字。

根据病情，童老初期虽系肺部感染，但目前阳气衰微是主要病机，应急救回阳，留住即将熄灭的生命火焰，控制感染为次。

处方：黄芪 20 克，生晒参 10 克，桔梗 10 克，干姜 3 克，附片 3 克，薏苡仁 20 克，茯苓 10 克，远志 5 克，北五味 5 克，冬瓜仁 10 克，黄芩 10 克，黄连 3 克，陈皮 5 克，甘草 3 克，每次送服益元散 0.5 克。

9 月 20 日下午 6 点，童某某来电话说："蒲老，太神了，太神了，今天下午 4 点鼻饲中药 50 毫升后，5 点钟人就醒过来了，做手势要笔，握住铅笔后写了一个谢字，并做手势示意拔去鼻饲管。

2000 年 9 月 21 日二诊，一走进病房，童老半坐在床，见我后即伸出右手，我立即伸出右手，待与我握手后又示意我身后，站在我身后的女儿也上前与之握手，童老情绪极佳。

体温 37.3℃，血压 130/70mmHg，汗大减，痰液减少，两天内呼吸机减少使用共 25 小时，大便 2～3 次/天，面上黑色已褪，皮肤明显比一诊润泽。

阳气来复考虑兼顾阴液，原方加麦冬 10g。

9 月 24 日，回川之前，童某某说："蒲老，走前请您再给我父亲看看吧！"

三诊：童老状况已明显好转，精神更好，背部皮下已略有充盈感，不像初诊时皮色黄而干枯，体温在 37.7℃ 到 36.9℃ 之间波动，他们对 37℃

以上体温很害怕，我要他们不要考虑短时间的体温波动，阳气来复，难免有小幅度体温上下波动，要对全身症状综合平衡。因我在第二天就要回川，嘱咐他们就按这个原则治疗。10 月份，因童老健康日佳，某医院院报表扬呼吸科起死回生。

10 月底，童老将军子女为向我表示感谢寄来某科学院院长王某某上将看望童老的照片一张，并题字：

感谢蒲老妙手回春，在童老病危之际处方用药回天之效令人敬仰！

晚辈长子童某某

次子童某某

诚心顿首！

按：患者至诊病时已昏迷月余，若非现代科技支持当已经死亡，生命之火油尽灯枯、摇摇欲灭，此时急当添油接命，诊脉长而柔和，知尚有生机，故予益气回阳后患者迅速醒转，而汗收痰减，至于药后体温升高，则为人体正气来复，正邪交争之象。患者昏迷、汗出、身不热可与仲景论少阴病互相参考，师仲景法而不泥其方，在人活用。

童老将军，生于 1901 年，早年毕业于云南讲武堂韶州分校，童老戎马一生为人共知，但他精于岐黄之术却知者不多，多年来京城向童老求治者逾万人。将军而又儒医，也人间一段佳话！

头　痛

唐某某，男，66 岁，北京人，2014 年 9 月 14 日初诊。

患者反复偏头痛 15 年，四处求医，迄今仍然未愈，每稍劳累则加重，平均每周发作 2~3 次，每次持续 1 天，疼痛时头部和左侧闷痛，口服"芬必得"等暂时缓解。近日因压力大头痛加重，痛苦不堪，患者胸闷气短，腹胀，面色黯淡，气怯懒言，睡眠质量差，唇紫，舌质黯淡，苔白腻，脉沉细。

辨证：气虚血瘀湿阻。

处方：人参 10 克，葛根 10 克，茯苓 10 克，桑寄生 15 克，天麻 10 克，川芎 10 克，丹参 10 克，灵芝 15 克，炒酸枣 10 克，党参 25 克，合欢皮 10 克，良姜 9 克，草豆蔻 10 克，青皮 10 克，藿香 10 克，7 剂，水煎取 450 毫升，一日一剂，分 3 次服。

2014 年 9 月 21 日复诊：药后头痛大减，乏力、胸闷气短明显减轻，仍失眠。

处方：人参 6 克，葛根 10 克，茯苓 10 克，桑寄生 15 克，天麻 10 克，川芎 5 克，丹参 10 克，龙骨牡蛎各 30 克（先煎），夜交藤 10 克，炒酸枣 10 克，太子参 50 克，益智仁 15 克，良姜 9 克，7 剂，水煎取 450 毫升，一日一剂，分 3 次服。

2014 年 9 月 28 日三诊，因劳累受凉头痛加重。

处方：人参 6 克，葛根 10 克，黄芪 25 克，茯苓 10 克，桑寄生 15 克，天麻 10 克，川芎 10 克，桂枝 10 克，丹参 10 克，水蛭 2 克，灵芝 15 克，炒酸枣 10 克，龙骨牡蛎各 30 克（先煎），砂仁 10 克（后下），藿香 10 克（后下）。7 剂，水煎取 360 毫升，一日一剂，分 2 次服。

前后调治一个半月，头疼未再发作，睡眠质量明显提高。

按： 中医认为"头为诸阳之会""清阳之府"，五脏六腑之气，皆上注于头，若气血充盈、阴阳升降如常，自无头痛之疾。此例患者病程较长，发作既频繁而疼痛又较重，并屡服西药不痊，根据脉症合参，属气虚血瘀，又兼湿阻气机。气虚则清阳不升，血虚则脑髓失养，以致血行不畅，瘀凝脉络。故首诊选用人参、桑寄生、葛根、茯苓以补肾健脾，益气升阳，丹参、川芎、天麻活血通络化痰，青皮疏肝理气，合欢皮、酸枣仁、灵芝养血安神解郁助眠，草豆蔻、藿香理气化湿。药后头痛即效。

脱　发

李某某，女，40 岁，2014 年 8 月 9 日诊。

主诉：脱发两年。

两年前因为工作紧张、用脑过多开始出现脱发，用中药护发类产品，效果不佳。最近因劳累出现脱发严重来就诊：头发稀疏而欠光泽，发断裂、干燥，头顶两处核桃大全部脱光，眼圈乌黑，眼袋极大，面容憔悴如大病未愈，疲劳乏力，月经量少，色黯，有瘀块。

辨证为肝肾亏虚，气血不荣。

处方：粉葛根 10 克，首乌 10 克，茯苓 10 克，灵芝 15 克，肉苁蓉 10

克，丹参5克，益智仁15克，熟地10克，人参10克，阿胶5克，陈皮10克，菟丝子15克。7剂，水煎取450毫升，每次150毫升，一日3次。

2014年8月16日二诊，药后脱发减轻，大便通畅，精神好转，黑眼圈明显减轻，眼袋也明显减小。少做加减续服。

上方加减前后服药3个半月，2015年12月底随访，头发长出，如常人，头发润泽，精神状态佳，面色红润，眼袋消失，月经正常。

按：肾藏精，其华在发。肝藏血，发为血之余。脾胃为气血生化之源。肝肾亏虚，气血不足，则头发失荣脱落。患者久病，劳心伤神，气血肝肾皆是虚损之相。首乌、肉苁蓉、菟丝子、阿胶、益智仁等补肝肾，填精血。用人参、葛根、茯苓、灵芝等益气健脾之品培气血生化之源，辅陈皮、丹参等疏导之品以补而不腻。全方调肝益肾健脾，养气血，故药后获效。

胃缓（胃下垂）

潘某某，男，35岁，山东人，2015年1月23日初诊。

患者近2年平时脘腹不舒，饮食不佳，时恶心。饮食不慎则胀痛，大便完谷不化。近日乏力头晕，失眠，特来我处诊治：脘胀不舒，食少，大便溏，完谷不化，一日2~3次，乏力，头晕失眠，面色黄，形体消瘦。胃钡餐造影显示：胃角切迹于髂嵴连线下3厘米，胃内有液体潴留，胃排空缓慢。西医诊断为胃下垂。

证属脾阳不足，中气下陷，湿阻气机。

治法：健脾利湿，升阳提陷。

处方：人参12克，黄芪20克，白术、苍术各10克，良姜9克，葛根10克，茯苓15克，薏苡仁15克，刺五加10克，砂仁10克（后下），炒白扁豆15克，炒山楂10克，神曲10克，甘草3克，7剂，水煎取450毫升，每次150毫升，一日分3次服。

服药后，大便一日1~2次，较原来大便大为好转，头晕减轻，睡眠及食欲均好转。

宗前方加减，前后服1月后，腹胀、头晕、纳差、大便皆悉好转至正常，体重较原来增长3千克。后经胃钡餐透视复查一切正常。

按： 胃下垂中医多辨证为中虚气陷，升降失调，兼加饮、湿、痰、积等症，以及西医检查的胃内有液体潴留。人参、黄芪、甘草、葛根益气健脾升阳举陷，加二术、茯苓、薏苡仁、扁豆、良姜健脾化湿蠲饮，砂仁芳香化浊祛湿，以山楂、神曲消食健胃，刺五加益肾助眠，诸药合用，共奏益气健脾，升清降浊，渗湿蠲饮之功，从而使胃下垂伴随的头晕失眠等迅速痊愈。

本案胃下垂、头晕失眠等症状皆是标，而本皆是脾胃虚损，中气下陷所致。所以中医的治疗绝不是头痛治头，脚痛治脚，整体思维和辨证施治是中医核心，绝不能丢弃。

误汗亡阳

1967年响应国家把医疗和卫生工作放到农村去的号召，我被下派到兴隆公社医院工作。10月的一天上午，我在门诊，兴隆供销社主任赵某某请我出诊。他说："老何病得很厉害，请你出个诊。"我说走吧。医院离供销社很近，不到3分钟就到了。

病人躺在床上，被子盖得严严实实，被子上面盖着一床新的棉絮，棉絮在冒着蒸汽，她说汗出得很厉害，简直受不了，我这会儿身上像淌水。我问怎么回事，她说："早上感觉身痛发烧，到医院他们给注射了2支复方喹啉，随后就出汗，越来越严重，大汗不止，现在感觉完全不能支持，和你说话觉得很气短。"我说："你起来我摸摸脉。"她说："不敢，一点风也不敢见，只要有一丝风就觉得刺骨。"我只好在被窝中诊了脉，脉象散乱。

我看情况不好，很容易出现大汗亡阳（衰竭死亡），马上处方：参附汤和参麦饮加龙骨、牡蛎，嘱尽早服药，越早越好，不停饮用。

到了晚上我猛然想起上午诊治的何某某，病情很危急，不知道现在情况怎么样？我去摸摸底看看。到了供销社一看，黑灯瞎火，门锁着，我心中一惊，莫非她的病情有什么变故？我自言自语说："咋没人呢？"准备走了，刚转身，何某某在里面吆喝："是蒲老师吗？他们都到工区看电影去了，把我锁在屋里，你那个药好厉害呀，我刚刚咽下喉咙，就感觉到汗在减少，现在基本没有大汗了，只有翻身才微微出汗，就是觉得一丁点劲都没有，我还在喝你开的药，喝了觉得很舒服。"我叮嘱她坚持服药，后来以此方为主加减服用，调理痊愈。由此可见：药误给病人带来的损害多么巨大，诊断准确，药物对症可以起到立竿见影的效果。

胁　痛

刘某某，女，40岁。

1964年7月20日，十天前大怒后胸痛，医治无效，让我诊时仍两胁及胸口胀痛，神志时而昏迷，三日未进食，诊其脉弦细，舌上呈剥苔状，方用柴胡四逆散加味。

处方：柴胡4.5克，白芍9克，枳实3克，甘草3克，桃仁3克，蒲黄4.5克。

药后一小时痛即减轻，第二日两胁已不痛但胸口仍觉痛，恰值我出诊未归，病家抄原方，嫌药量太轻，将原方增大一倍，服后半小时病者即觉头晕、干呕，我回家后病家慌忙求诊，讯知上情，为书吴茱萸汤加白芍12克，药后呕晕皆好转。病家问："两方相同，仅剂量加大，何以效果不同"，我说："此系大怒伤肝、气滞血郁，非疏肝理气不可，但病人杂治数日，又三天未进食，脉弦细，舌上呈剥状苔，中气虚可知，故只能小剂疏肝理气，中病即止，此系照顾正气之意，彼见痛减而求急救，以为药轻，而加大剂量再进，则药重过病，反伤气血，于是中虚肝逆，头晕干呕，故更方用吴茱萸汤加重白芍柔肝补中降逆而愈"。

按：中医不传之秘在于药量，有时非不传，难以一言而传，斫轮老手，方可与知，用药当轻则轻，当重则重，如清陈士铎用方药，重则一两二两常有之，轻则钱许每多斟酌。本案患者由于怒伤元气复兼三日未食，中气已虚，故药重则病未去，元气已不支，与吴茱萸汤温中益气降逆则病已。

泄泻（慢性肠炎）

崔某某，女，42岁，干部。

1994年7月9日来诊，自述1989年夏天吃凉拌菜而腹泻，经中西医多方治疗无效，5年来大便从未成形，因此5年来不敢食肉，不敢食凉菜、水果，甚至多喝水即泻不止。自1989年至今体重下降近13千克，近一年多除腹泻外，还时有剧烈腹痛发生，腹痛无规律，发作时无任何先兆。比如吃过晚饭后去散步，途中突发剧痛，必须立即下蹲，大约半小时后才能缓解，疼痛缓解后浑身酸软无力，自觉痛苦万状，怀疑得了什么不治之症。

患者面容消瘦，萎黄无华，舌淡，苔白滑，脉细微欲绝。其所服中药不详，西药多为抗生素类，诊断病情：脾阳衰败不能运化所致，但久病后天累及先天，法当脾肾同治。

处方：附子理中汤合参苓白术散为治。附片5克，干姜5克，白术15克，人参10克，茯苓10克，甘草3克，山药15克，白扁豆15克，砂仁10克，莲子10克，薏苡仁15克。服药20天后，泻止，大便接近成形，食欲大增，尤其想吃肉，因为5年未敢尽兴吃肉，所以好转后不能控制，食肉稍多，又大泻不止，开始泻粪，后来泻水，情急之下自服诺氟沙星，无效，又采取禁食法，前后3天，勉强止住水泻，但出现初诊时证象。

又以上方为主调治，一月后完全止泻，食量较前增加一倍，可以少量吃蔬菜、肉食，面容逐渐丰满，面色转红润。嘱其配合灸法以加快治疗步伐。

在治疗中间或出现上火现象，如口眼干燥，甚者牙痛，因为患者脾肾阳气本虚，不敢直接清热，症状轻时以浓茶泻火，症状重时服黄连和人参水，中病即止。

至10月，5年滑泄痼疾终于痊愈。

多年后偶然相遇，自述这些年肠胃一直很好，面容丰腴，与当初判若两人。

按：患者所患疾病当属现代医学肠易激综合征、消化不良，病情常见，辨证并不复杂，而屡经医治而无效，考虑患者脾阳衰败累及肾阳不足，益气健脾与温阳化气并举，守方而收卓效，患者服药上火处理之法尤为一得之法，学者宜思之。

咳嗽（胸腺瘤术后）

汪某某，男，58岁，2014年12月12日初诊。

患者胸闷咳嗽于2007年2月就诊于某医院肺内科，经CT检查确诊为恶性胸腺瘤，肺转移。于2月15日，作右纵隔肿瘤和右肺中叶切除术。2007年3月至10月，先后放化疗多次。2012年4月骨转移，2月至8月行化疗方案后，骨髓抑制明显，白细胞、血小板低于正常。

2014年12月12日初诊，主诉：咳嗽痰多，胸闷气短，神疲乏力，纳少，食后欲如厕，一日2~3次，大便黏滞不畅，手足凉，舌质淡，有裂纹。脉弦细数。证属脾虚湿阻，痰毒瘀滞。

处方：生黄芪40克，茯苓10克，生薏苡仁20克，土茯苓10克，贯众10克，黄芩15克，蚤休10克，苦参10克，良姜6克，太子参30克，蟾皮5克，僵蚕5克，海藻10克，大枣15克，7剂，水煎取360毫升，每次120毫升，一日3次，加蜂蜜为饮。

2014年12月19日二诊：药后手足凉转暖，痰及咳嗽大减，入睡变易，食欲略好转，大便2~3次转畅，食后欲便大好，口唇干。药已获效，原方加减续：沙参10克，人参10克，贯众9克，黄芩10克，蚤休9克，胆南星9克，苦参10克，土茯苓10克，薏苡仁20克，蟾皮5克，太子参25克，僵蚕5克，海藻10克，大枣15克，水煎取360毫升，7剂，每次120毫升，每日3次，蜂蜜为引。

2015年1月16日复诊：痰明显减少，口干消失，饮水增多，大便一日1~2次，转成形，排泄通畅。原方加减继续服用3个月左右，2015年4月3日复诊，病情稳定，消化增强，身体较原来有力，咳嗽胸闷明显减轻，大便基本正常，体重较原来增长2千克。

按：本例恶性胸腺瘤案属于临床疑难重症。患者病情危重，脏腑功能衰竭，元气亏损，气血大伤，且痰毒瘀滞，邪气壅盛。

投益气健脾，软坚化痰解毒之法，标本兼治，取得良效。方中大量生黄芪、大枣、茯苓、薏苡仁，益气健脾利湿，扶后天治本。施以土茯苓、黄芩、蚤休、苦参、贯众等清热解毒，伍以蟾皮、僵蚕、海藻软坚散结，清热解毒。全方灵活加减，攻补兼施，小量频服，故药后效果良好。

虚损（神经性呕吐）

王某，男，32岁，北京某外资企业员工。

2004年9月来我（赵大夫，跟诊蒲老）门诊求治。患者面色苍白，形体消瘦，自诉六年前无明显诱因出现恶心呕吐不能进食，曾多方检查CT、B超、胃镜，甚至剖腹探查等均无明显异常，曾疑诊为十二指肠淤积症，后诊为神经性呕吐。自诉在数年间北京各大医院共住院多达近三十次，曾多次在我院住院治疗，遍访中西名医无数，中药西药、针灸理疗，仍未能大好。此次又因呕吐加重来我院住院，经人介绍来我处治疗。患者身高176cm，体重尚不足50千克，用瘦骨嶙峋形容可谓恰当，恶心呕吐，纳差，自觉胃脘隐隐发热，舌尖略红，苔微腻，脉细弱紧。

前医多以肝胃不和立法，用药则疏肝和胃，益气健脾，养阴和胃，降气潜镇，活血化瘀，诸法或独用，或兼用，效果时好时差。当时本人对火神派已研习多年，颇为推崇温阳法，于寒湿化热之理粗通，故予温阳健脾益气之法，治疗月余，侥幸应手，患者病情好转，未再呕吐，而食欲略有好转，每餐可食100克。因住院期间发现丙肝，遂至北京市某医院打干扰素治疗，孰知病情遽变，呕吐复作，又至我处门诊治疗，虽原法续用，却无效果，已告技穷。时蒲师在京，遂推荐至师处应诊。

10月11日，患者在其母亲陪同下前去就诊，步履十分缓慢，面容极度消瘦，无神，说话迟缓，声音低微，虽然十月但浑身上下已着冬装，自述头昏身软、极度乏力、稍动则自汗、极度厌食，舌质淡苔白，脉细如丝，因患者精神极度疲惫，病史多由其母代述，考虑患者病程已近六年，中西药迭进，胃气严重受损，后天水谷精微长期不足，已伤及元气，只能以微甘微温之品使脾胃之气得以运转，开气血之源，用药当取甘润，切忌竣猛。

处方：生晒参10克，黄芪30克，当归10克，白芍10克，三仙30克，陈皮10克，山药15克，干姜3克，附片3克，黄连3克，大枣10克，5付。

少量频饮，每次不超过50毫升，并嘱不能一次大剂量服用，特别嘱咐药后胃气初复有食欲时不可吃油腻，只宜清淡，尤其不可吃饱，饥而少食。

10月26日，知饥能食，但量仍很少，只能进流汁及半流汁，进食缓慢，100克左右，必须2个小时才能吃完，饭后浑身虚汗，疲倦乏力，昏昏欲睡，要半小时后精神才能恢复。

处方：红参15克，黄芪30克，干姜3克，附片3克，黄连3克，薏苡仁20克，山药10克，枳壳5克，三仙30克，内金10克，龙眼肉10克，5付。

11月9日，食量稍增，排空差，胃中略有灼热感，不思饮，大便一天或一天半一次，成球状，舌尖红，脉细数。阳气稍复，虚热伴生，拟以甘温甘凉稍佐苦寒为治。

处方：黄连5克，北沙参15克，山药15克，黄芪25克，麦冬10克，三仙30克，茯苓10克，葛根10克，甘草3克，5付。

12月4日，患者以此方连服十剂，体力有所增加，胃中灼热感消失，但纳谷不香，嗳气，每天食量二三百克，偶有心跳加快，眠差，唾液多，二便调。

处方：灵芝15克，枣仁15克，合欢皮15克，三仙30克，生晒参10克，黄芪20克，陈皮10克，茯苓15克，薏苡仁15克，枸杞10克，5付。

此后，随着饮食逐渐增加，精神日渐好转，始终以甘温益气、甘凉育阴交替治疗，至2005年春患者已能正常工作，或有劳复现象，则加重补益，并稍事休息，在较短时间内即能恢复。患者母亲十分感慨地对老师说："蒲老，去年冬天，听您说要回南方，我一宿没睡，想您走了要是我们孩子有什么事可怎么办？以往上午还好好的，下午说发病就发病，搞得全家人惊慌失措，赶快送医院，这些年都是提心吊胆，搞不清什么时候又发病，最近5年春节都在住院，经您治疗，5年了今年第一次在家过春节。中途有一次举哑铃，锻炼过度，差点病又犯了，我紧张得不得了，结果您电话指导就解决了问题，要是以前又得去住院，在请您治疗前，这些年在医院治疗花费近40万，现在终于可以松口气了。"

2008年随访，患者已正常工作两年，且已结婚。

按： 此患者是比较典型的肠胃功能紊乱，属中医的脾胃升降失司。此病的治疗始终以甘温益气，佐以甘凉育阴，且参用蒲氏益元及养阴胶囊，以王道之法，不贪功冒进，避免了温阳过用辛热伤阴，养阴过用阴柔伤阳

之弊，因此能收全功。经某医院化验，患者丙肝病毒已全部转阴，但病人
所表现的仍然是一系列虚损证候，因此这种结果仅仅作为参考，而辨证治
疗丝毫不能放松，在结合西医检测指标时，一定要把握分寸，绝不能离开
辨证施治原则。

（赵大夫整理）

眩　晕

金某某，男，46 岁，2015 年 1 月 2 日初诊。

头晕、头痛时轻时重已 4 年余。长期高血压，平常血压多在 135/
97mmHg 左右，心率 90～100 次/分，痛风，手部湿疹。10 天前因劳累头
痛加重，到某三甲医院住院治疗，检查 MRI 示：轻度脑梗死，血压：140/
100mmHg，血脂高。住院治疗一周效果不明显，前来我处求诊。症见：面
色晦黯，眼圈黑，头晕头痛，心悸自汗，胸中憋闷，睡中颤抖，噩梦纷
扰，胆怯不安，大便溏稀，每日 2～3 次，小便不畅，夜尿频，嘴唇发乌，
舌暗苔白腻，脉沉细数。

辨证：脾肾两亏，痰瘀阻络。

治法：补脾益肾，化痰通络。

处方：天麻 10 克，远志 5 克，白芍 10 克，川芎 10 克，丹参 10 克，
杜仲 10 克，桑寄生 10 克，续断 15，生薏苡仁 20 克，茯苓 10 克，干姜 3
克，肉桂 5 克，钩藤 30 克，龙骨牡蛎各 30 克（先煎）。7 剂，水煎取 450
毫升，每次 150 毫升，一日 3 次。

2015 年 1 月 9 日二诊：药后头痛头晕减轻、睡眠转佳，自汗愈，噩梦
无，夜尿由原来 2～3 次改为 1 次，手部湿疹减轻，心区憋闷及大便溏稍
好，荨麻疹发作。

处方：太子参 30 克，威灵仙 10 克，天麻 10 克，远志 5 克，川芎 10
克，丹参 10 克，茯苓 10 克，薏苡仁 20 克，续断 15 克，桑寄生 10 克，陈
皮 10 克，怀牛膝 10 克，龙骨牡蛎各 25 克（先煎），焦三仙各 10 克。7
剂，水煎取 450 毫升，每次 150 毫升，一日 3 次。

2015 年 1 月 16 日三诊：药后头晕头痛已减轻许多，心区憋闷好转，
面色转佳，大便基本成形，身痒，入睡难，血压 140/95mmHg，上方加

减：灵芝 15 克，桑叶 10 克，酸枣仁 15 克，黄芪 25 克，青皮 5 克，远志 5 克，天麻 10 克，川芎 9 克，茯苓 10 克，续断 15 克，龙骨牡蛎各 25 克（先煎），薏苡仁 15 克，泽泻 10 克。7 剂，水煎取 450 毫升，每次 150 毫升，一日 3 次。

2015 年 2 月 24 日四诊：头晕、头痛已基本痊愈，偶情绪不佳时发作。血压为 135/90mmHg，上方加减再服 2 周。

按：高血压病多属于中医"头晕""头痛"范畴，辨证以肝阳上亢、肝火上炎、阴虚阳亢为主，治疗大多以平肝清热、潜阳滋阴为治。

而本案特殊之处在于患者虚实夹杂，用药颇为不易。单用苦寒重镇潜降滋阴之品，无益于本已虚损的脾肾，使脾胃阳气更伤，肾阳更弱。整体辨证，从脾肾两亏着手以治其本，用杜仲、桑寄生、续断以补肾壮腰，茯苓、薏苡仁以健脾利湿。病之标为痰瘀阻络，肝阳上扰之相，天麻、远志、白芍、丹参化痰养血活血之品治其标。钩藤、龙骨、牡蛎等潜其阳亢。脾肾双调，标本兼治。

反 复 咯 血

2000 年 9 月因李老的病情得到明显的控制，送李老去北京继续康复治疗。回京之前，某省委省政府在 9 月 15 日举行饯别宴会，在参加宴会的前夕，某军医大某医院戚某某教授，领着一个病人来求治。

患者初诊时行动十分蹒跚，气息短促，面容瘦削，面色黧黑，脉细如丝，自述病已多年，经常气短、燥热、咳嗽、咯血、疲倦，痰黄浓黏不易咳出，纳谷不香，大便量少不畅，小便黄而且少，舌体瘦小偏暗，舌苔黄少，经常口干，饮又不多。往往一感周身燥热即咳，咳时痰中带血。短短十分钟左右的问答陈述就多次抬肩抽气。

大约一岁半（1958 年底），患百日咳、哮喘，从小体质弱，经常犯病，1971 年患自发性气胸治愈后，在 1977 年支气管感染咯血，诊断为结核病，后在某市结核病医院治疗钙化，1987 年突然咯血，诊断为支气管扩张，未作特殊治疗，1998 年 2 月突然大咯血，后在某市第一人民医院、某军医大学某医院进行住院治疗（两年仅住院费就花去 38 万元人民币），治疗中用抗生素如头孢哌酮钠舒巴坦钠、环丙沙星、左氧氟沙星、亚胺培南西司他丁钠、头孢哌酮、头孢他啶、美罗培南，并于 1998 年 5 月及 11 月 19～20 日在医院做介入肺动脉栓塞术，1999 年 10 月 1 日又咯血，住进某医院进行冬眠抗感染治疗，直至近日，又反复感染，痰中带有血丝，浓痰，现在进行一般抗感染治疗。

军医大 2000 年 2 月 3 日肺功能报告单显示：重度混合型通气功能障碍（以阻塞为主）；2000 年 2 月 4 日 CT 扫描显示：左肺舌叶、下叶，右肺上叶先天性肺囊肿并感染，面上多发肺大泡形成，以右上为明显。

2000 年 6 月 22 日痰培养示：黏液型铜绿假单胞菌重度。

病在肺气极虚、内有痰热，拟补气、养阴、清热、凉血为治。

处方：西洋参 10 克，黄芪 20 克，生地 15 克，白及 15 克，丹皮 15 克，麦冬 15 克，黄芩 15 克，蒲公英 15 克，杏仁 10 克，知母 15 克，黄连 5 克，嘱服 5 剂。

2000 年 9 月 20 日来电：小便由深黄转为浅黄。浑身燥热感略有好转，嘱再服 5 剂。

2000 年 10 月 4 日：前方服 10 剂，各症俱有好转，只是痰仍黄，阵性气短。上方改黄芪为 30 克，加胆星 10 克，绞股蓝 10 克。

2000 年 11 月 3 日：患者各方面症状均有较为明显的好转，可以适当参加工作，嘱以上方加沙参 15 克、玉竹 15 克，改一日一剂为二日一剂。缓服，以善其后。

2001 年 10 月，患者来川致谢，面容丰满，面色红润，说话中气十足，他高兴地说："这一年来一天工作都没落下。"

后来患者介绍其朋友某建行的周某来诊，5 年后与周某相会于北京，周某笑说："蒲老，您为我们建行作了贡献啊，以前见他时握手，他的手总是冰冷的，人又黑又瘦，样子很吓人，要是他有个三长两短，我们的贷款可就损失了，呵呵……现在见他，又吓我一跳，恢复好得令人难以置信，我说他：'你怎么老吓人啊？'"

按：患者幼年罹患肺疾，致肺脏受损，叠经结核、支扩、肺部感染等病症，可谓肺损之重症，而以补气养阴、清热凉血为法两月而显效，固有用药选择之妥当与否，关键在于辨证之精准，药证相符合。

腰　　痛

谢某，女，36岁，2010年8月2日初诊。

自述腰疼不能转侧，不能俯仰、深呼吸、咳嗽则痛加剧，有少量黄痰略带有异味。

诊为湿热内蕴，气机不畅，太阳经腧不利。

处方：白芷10克，葛根10克，黄柏5克，胆草5克，威灵仙10克，紫苏10克，甘草3克。下午6点，反馈信息，已喝药4次，痛缓解不明显。嘱原方加附片5克，干姜3克，细辛3克。8月3日下午一点反馈，服药3次，效果极好，基本不疼，可以做一些家务、采购等。晚上说又有点痛，可能是刚好后，劳作多一点有关。

按：此病要追溯到4月中旬的一次感冒，大剂输入抗生素，第三天浑身发冷。患者多年从事小餐馆经营，早起晚睡，既劳心又劳力，精血耗损，虽有风寒宜温补与发表共用。反用大量抗生素输进，使阳气更损，以致浑身无力、畏寒纳呆。后又连续服用温阳补气药才得以扭转，半月后恢复。精神明显转佳，脸色红润。但因又出现黄白带下，自己购服千金片。以后阳气又受挫，小有劳累受寒则在太阳经腧腰部出现。初用温药量小力弱，效果不明显，后又增大剂量效果立显。一个病的发生、发展都有其因果关系，如果不清楚前面的病因，无法达到辨证施治而取得满意疗效。而要取得好的疗效，坚实的理论基础，临床的细微观察，则是十分关键的。必须环环紧扣，缺一不可。8月5日下午6点谢某电话，一切正常，精神好，心情愉快。

帕金森病

叶某，男，87岁，原某军区副政委兼政治部主任。

患有：①阻塞性肺气肿；②慢性支气管炎；③慢性肺源性心脏病；④呼吸衰竭（2000年10月~2001年1月）；⑤冠状动脉硬化；⑥腔隙性脑梗死；⑦脑出血；⑧高血压三级（极高危）；⑨前列腺增生；⑩帕金森综合征等十几种疾病。

自 1997 年患脑梗死后，1998 年因治疗失误造成右部脑丘出血，之后，步履颤颤，行走困难，一年比一年衰竭。2000 年 7 月，患尿潴留，须插管排尿，相继又患肺炎至二型呼吸衰竭，气管切开靠氧气和呼吸机维持生命，这期间又发生帕金森综合征，双手臂强直颤抖，腿部肌肉萎缩，不能站立行走。无食欲，吞咽困难，不能嚼干饭和炒菜，完全靠鼻饲管进食，肠功能紊乱，经常腹泻，9～10 次/日，甚至于服用的药片被完整的排泄掉，不腹泻则便秘，人已皮包骨，瘦弱不堪……

家属讲述病人自小家境贫苦，营养不良，身体发育不完善，体格瘦小，体质弱。参加革命后，历尽艰难险阻，南征北战，对身体的耗伤是巨大的！病人青少年时期，身体处于发育时，营养却处在最低水平上，有时连最低水平都够不上，如过雪山草地，战争年代……建国后，条件逐渐好起来，但当时工资水平低，饮食知识和卫生知识有限，中年时期摄入大量猪肉肥膘、脂肪，形成体格虚浮肥胖，为老年患血管疾病打下了不良的基础。由于工作环境和条件变化，由野地作战变成室内办公，使病人逐渐养成了静坐、喜于看书思考、少活动锻炼的习惯，形成了血液循环功能不良，自身抵抗免疫能力逐渐衰弱的状况。建国后，各种政治运动频繁，工作忙担子重，精神压力巨大，身心长期处于紧张状态。进入老年后，病人身体开始衰退，各种疾病显现，有些已发展到晚期。

通过对整个病情的询问，看了所服药物处方，西医的治疗因隔行未妄加评论，但看了某中医权威的处方，则不敢苟同，处方是生地、麦冬、天冬、白芍、龟板、羚角、钩藤等甘寒、阴柔之类的养阴、平肝、潜阳、息风类药物，但患者虽然震颤、僵硬、强持、痉挛完全是气血不营，而非肝阳化风妄动，系清阳不升，不能布达于躯干四肢的虚风，如此阴柔之品，较长时间服用，有害无益。如连绵阴雨，脾土阴湿，天空阴霾，何来生机？非离照当空不能除去阴霾。当先扶脾阳，以滋生化之源，方能有生发之气，处加味附子理中汤（人参 10 克，附片 6 克，干姜 6 克，炒白术 15 克，茯苓 10 克，砂仁 10 克，白豆蔻 10 克，葛根 10 克，甘草 3 克），嘱浓煎代茶，不拘次数。中午服药，晚上腹泻停止，大便成形，此后再未发生腹泻。在原方基础上加入归、芍等养血之品，以期气血两扶。

服药两月后，患者病症大大改善，由于认准了病机，因而能够准确施治，使病情得到有效控制。

按： 患者高年体弱，罹患多种疾病，而以帕金森氏症突出，对于帕金森多为老年起病，中医多认为肝肾阴亏，虚风内动，而相应治疗多益肾填精、养血息风为法，而本患者食欲差、腹泻、完谷不化，一派脾阳衰微之表现，用益气健脾温阳之法而诸证均明显好转，由此可见中医当以辨证论治为主。

附患者女儿来信：

近几年医院多次对我父亲下病危通知书，医院该用的药都用了，无明显疗效。医生告之，生命随时可能终结，最多保今年，明年难说了！我家人对此都失望了！这迫使我在北京求医，几乎看遍了各大医院和著名中西医，还邀请过一些专家教授会诊，医生们都尽了最大努力，父亲始终处在死亡边缘挣扎状态。

经我提议，今年三月，我们总医院特别邀请闻名全国的"中医之乡"名医蒲志孝医师为我父亲诊断治疗。

蒲教授一个小时内诊断了病情，病人元气衰、津血两亏、阴阳失调、循环缺乏动力、血脉不畅，导致神经细胞、全身脏器、支干、脑部和肌肉衰退性病变。

父亲服用蒲教授处方第一付第一次，下午服药，晚上大便成形，此后未再重现服药前腹泻不止的状况！特别是四月开始服用益元胶囊。因血压高，开始不敢多服，每日服一粒，效果不明显，加量服两粒后，数月来肠功能紊乱逐渐改善、恢复；供血功能也有了改善，出现了大小便排量增加，每天进食饮水量3500毫升，大小便排泄量基本保持在2500~3000毫升之间，原患尿潴留须插管排尿，被某医科大学怀疑前列腺癌的病症基本消除，小便排泄量基本保持在2600毫升/日。

近半月，医院开始用药控制血压，每天服用三粒益元胶囊，震颤得到了控制，僵硬、强持、痉挛、紧张力高的手臂有了舒松缓解，双手开始有活动，这是原来被医院神经科断定不可能的改变！

一个多月来父亲精神状态逐渐好转，从一年来卧床不起，无力坐起，到现在一天分上午、晚上两次坐四个小时，手臂能抬高活动，近期多用口吃饭，并且吞咽较快，一碗流食能让人十分钟喂完。脸部、腹部、大腿开始长肉，以前见人面无表情，反应迟钝，少言语，说话不清，听话也要大声对着耳朵说，现在能记忆讲述来看望的部下，能回答医生询问自己的经历，头脑基本清楚，能听正常讲话声音，说话多了一些，清楚一些，有时说话很有力；解决了排尿不畅问题，肾功能明显增强；父亲三十多年来经常感冒发烧，肺部感染，对抗生素都形成抵抗力了，现在减少了感冒感染，免疫功能增强了。病情稳定，神态安详，气色红润，医护人员和去看望的人都公认有明显好转。

看到父亲这种状况，我们全家都非常感谢蒲教授！八十七岁高龄年迈体衰病入膏肓的情况下，在短期内有这样好的疗效，我们感到我父亲的生命有了希望！

阴黄（早期肝硬化）

罗某某，男，49 岁，宝石公社白马大队农民。

1973 年 4 月 29 日来诊，患慢性肝炎已两年，经常腹胀胀及两肋，经中西药治疗无效，1973 年 4 月初在城区某医院治疗，诊为早期肝硬化。用三棱、莪术、香附、郁金、黄连、黄柏等软坚、消积、清热药连服四剂。服药前虽腹胀但腹壁尚软，药后腹部肿胀未减，腹壁反而坚硬如石；服药前胸胁仅胀不痛，药后胀势加重且疼痛难安；药前两脚下午微肿，两腿乏力，尚能行走，药后两腿肿过膝盖并发凉，举步即感吃力。

当时患者面青黄微肿、两眼无神、巩膜微黄而混浊、纳呆、小便黄而少，舌质黯淡、舌苔白而厚腻，脉沉细如丝，脉症合参，证属阴黄，本应辛温通阳以助其疏泄运化之力，而误用苦寒清热、行气活血等攻伐之药，反伤正气。应补益肝脾阳气，佐以辛通。

处方：人参 15 克，黄芪 30 克，当归 10 克，白芍 10 克，肉桂 10 克，附片 5 克，干姜 5 克，茯苓 10 克，陈皮 10 克，栀子 10 克，黄连 5 克，薏苡仁 20 克，灵仙根 10 克，2 剂。

药后各症即见减轻，效不更方，嘱其原方继进。十剂后肿势全消，腹胀胁痛基本消除，唯肢软乏力，精神欠佳，肝脾阳气初复，拟调养善后。

处方：人参 10 克，黄芪 20 克，茯苓 10 克，白术 10 克，陈皮 10 克，砂仁 10 克，薏苡仁 15 克，龙眼肉 10 克，枸杞 10 克，大枣 15 克，进退三十余剂，完全康复。追访三年，一切正常，并从事石工等重体力工作。

按：治疗肝硬化，多以行气活血、软坚散结之法，然而行气药每多伤气，活血药伤及阴血，患者患病既久，已然气血耗伤，何堪更以克伐。故以益气养血，温化通阳为法，收效迅速，远期疗效甚佳。

阴黄（胆汁性肝硬化）

张某某，男，45岁，原梓潼县城郊公社党委副书记。

自1968年以来，患者常感胸口疼、胁肋痛、吐冷涎。1969年夏天因抗旱劳累，又至冷水中安装抽水机器，诸症加重，胸口疼不可忍，步行时，必须两手捧胸，轻轻移动脚步，脚步稍重即感胸口震痛，极度疲倦乏力，从单位回家3千米左右的路程用去5个多小时，中途在一零售商店门口休息时，店主因担心他死在门口，多次催促他离开。

后去华西医科大学检查，诊为胆汁性肝硬化，并推断可能存活二至三年，劝摘除胆囊。患者害怕，拒绝手术。

返家后来我处求治，患者除上述症状外，见面色萎黄不华，两目淡黄，厌油，不思饮食，肢软乏力，小便淡黄，舌白苔滑，脉沉弱无力，诸症合参，少阳之气不升，厥阴疏泄无权，属阴黄无疑，以助其阳气升发为正治。

处方：干姜10克，附片10克，砂仁10克，白豆蔻10克，党参30克，黄芪30克，枳壳10克，厚朴10克，黄连5克，吴茱萸3克，茯苓10克，三仙30克，鸡内金5克。

服至五剂后各症均减，后以此方为主方，随症化裁，五十余剂后状如常人，1970年下半年恢复工作，精力优于病前。其间偶有疲劳或情绪诱发胸痛，服用此方2~3剂即好。

1971年初，当时他已调任某乡党委副书记，7月病又复发，安排某乡卫生院李院长请我出诊，诊断后，病情虽然复发，较上次为轻，仍以此方为主，略作增损，十剂后又康复。康复一月后，他才说："我们乡从省里来了一位医生，大家劝我去试试，谁知道服用后心痛等旧病全都复发，卧床不起，把我吓惨了，只好叫李院长来搬救兵，当时我不敢告诉您。"我索方一看，方以郁金、青皮、广木香、香附、连翘、栀子、茵陈等为主，一派理气清热利湿之品。

此后仍以原方为主服用二百余剂，不但旧病根除，而且体力大增，退休后在农村从事屠宰、厨师等工作，即使大量饮酒吃肉也安然无恙。

按：肝炎患者属于气血虚损者极多，本人多年来治疗众多肝病患者，从扶元气、益精血入手，每收卓效，故此得出乙肝属于中医虚劳这一结论。本例患者用益气温阳化湿之法，病情基本痊愈，后又因误用理气清热利湿常法治疗病情反复，复以前法而病情得到根本改善。

阴 结

杨某某，男，28岁，九院汽车驾驶员（湖北人）。

1970年春天来诊，自述1962年在敦煌二人合吃10余公斤重西瓜一个，吃后卧床酣睡，醒后即感腹胀不适，以后逐渐消化不良，腹部时发隐痛，大便经常带白色脓状物，辗转绵阳及其周边城市治疗，诊断为肠炎或痢疾，八年来服中、西药无效。近2~3年腹右侧右肋下肚脐上方经常有下坠感，饭后须半卧床休息半小时以上，否则重坠而且疼痛，平时不敢向右侧弯腰，如果稍有弯曲，即感右肋下肚脐上方有拇指大小的硬物抵住，剧痛无法忍耐，必须立即高举双手，几分钟后方能缓解，饮食减少，面容黄瘦，头发渐落已秃顶，曾多次照片，发现横结肠部位大拇指粗约10厘米长一段暗影，患者自语：我估计我的问题就在这个地方。舌质略淡，苔薄白，脉沉细。

根据舌脉推断，虽无大寒象，但一次吃大量西瓜，吃后酣睡，寒饮凝聚肠胃，未能及时温通，而8年中理气、清热中药及西药氯霉素经常服用，更加重了阳气的损失，使阴邪凝结肠道，盘踞日久，故有上述病症。所幸年纪尚轻，生机尚旺，不然病情定会更加严重。

当务之急必须温阳逐寒为主治，但病情辗转8年，气血受损，应同时补益气血。

处方：党参20克，黄芪20克，当归10克，白芍15克，附片10克，干姜5克，肉桂5克，乌药10克，枳壳10克，陈皮10克，甘草5克。

嘱其长服，10余剂后，患者讲："喝药三四剂后，常感药后即出现肠鸣，转矢气，疼痛立即缓解，但现在出现呼吸时鼻腔灼热，牙根肿痛，舌尖痛，令其用栀子10克，白芍10克，甘草3克，时时呷饮，待上火消失后继服上方，考虑病程缠绵日久，如温阳太过，易致上火，改汤剂为丸剂，蜜丸每丸重6克，饭后服一丸，半年后自觉腹中硬物缩小一半，一年后腹中硬物仅剩三分之一，一年半后硬物完全消失，精神焕发，秃顶处长出黑而润泽的新发。

1975 年回老家湖北来向我辞行："我病了那么多年，原以为得了什么绝症，治不好了，终于是您给我治好了，我一辈子不会忘记。

按：患者过食生冷，寒凝气滞，导致腹痛多年。《金匮要略》"胁下偏痛，发热，其脉紧弦，此寒也，以温药下之，宜大黄附子汤"。患者大便结实不明显，故不用大黄，以枳壳、乌药、陈皮行气，加姜、附、桂温阳散寒。由本案可推测仲景所指胁下，当为结肠处。

咯　血

赵某某，男，42 岁，机关干部。

1971 年 3 月诊，病人自述因咳嗽、咯血、气短乏力住院，已住县人民医院 50 多天，透视多次未能确诊。患者面色蜡黄，步履蹒跚，讲述病情时气短不能续，随时不停深呼吸，他说："接触冷空气或者感觉有些冷咳嗽就加剧，咳着咳着大口的血就喷出来，并指着墙上大片的污迹说'这都是我咳嗽时喷出的血。'中药西药我都吃了，都没止住血。"他拿出服用的中药处方，我看基本都是凉血止血药，生地、地榆、阿胶、三七、侧柏叶、藕节之类。

诊脉时发现他脉危欲绝，察舌，舌质淡白，在他的叙述中，有一个症状引起了我的重视，他说："呼吸时感觉冷空气钻到我的心肺里面去了。"根据他的脉症，我认为是阳气大衰，气不统血所致，古人云：有形之血不能速生，无形之气所当急固，应以补气温阳摄血法为治。

处方：红人参 10 克，黄芪 30 克，附片 5 克，黑姜 5 克，地榆炭 15 克，北五味 5 克，嘱浓煎频服。

四天后复诊，他说当天晚上吃药后好一些，感觉呼吸时冷空气钻得没有那么深了，因为第二天已经约好了去某中医学院附属医院检查，于是坐着救护车带着药罐，在车上备了一个煤油炉，用来热药，一路不停喝，到了某中医学院附属医院，仍然没有明确诊断，该院医生说："你就吃这个药就行了。"

诊其脉，感觉较前有力一些。

处方：红人参 10 克，黄芪 30 克，附片 5 克，黑姜 5 克，地榆炭 15 克，北五味 5 克，紫菀 10 克，冬花 10 克，麦冬 10 克。

服至 10 付，他说咳嗽减轻十之七八，咯血基本止住，只偶尔零星一点血，现已出院。在此基础上继续调理 3 个月，咳嗽咯血痊愈，精神大好，行动如常，因其失血较多，嘱其加强营养，多食填补精血之物，半年后，完全康复，恢复工作，调任仁和粮站站长，5 年后，7 月，一次粮站购进一台机器，机器较重，职工们七手八脚从汽车上往下抬机器时，他因为自己任领导，所以一马当先，和员工一起抬，当场吐血，很快量不出血压，来不及抢救就去世了。

按：治血症中医多以血热妄行立论，临证多以清热凉血、炭类止血为治，患者叠经上法终无一效，抓住患者阳气衰微，坚持辨证论治，以补气温阳摄血法反其道而行之，而终获痊愈，宗《金匮要略》干姜甘草汤、黄土汤法而别出手眼，所谓"见痰休治痰，见血休治血"。

怔　忡

范某某，男，50 岁，1974 年 11 月 17 日诊。

自述患高血压、心脏病，血压 200/100mmHg，心跳心累心慌，头昏，怕冷，不思食，食后胸胁板胀，食量仅及病前的二分之一，大便时干时溏，骨节冷痛，痛极又发烧，背部肌肉经常跳动，有时又感麻木，种种不适，不可名状，近八年中，服清热潜阳养阴等药近两千剂（患者自诉，但应该有所夸张），又经常自服黄连上清丸均无效，患者面容清瘦、偏黯、两眼满布血丝、满舌为黄而干厚的舌苔覆盖，口干不渴，诊其脉弦劲有力。

因思高血压属肝阳上亢者居多，用清润潜降药固为常法，但本例是长期服用苦寒药物，苦能化燥，寒能伤阳，阳气受损，升降失司，故变生诸症。法当升清降浊，使气血流通，诸症自去。处方用参芪姜附加龙骨、牡蛎、夏枯草、丹参、石菖蒲、茯苓、牛膝，嘱连服三剂，服至二剂，患者觉心中发烧而胁间胀，这是阳气欲复求通而阴邪不退邪正相争之象。嘱其仍服前方，候三剂服完。病人自述：感觉腹中有气走动，接着嗳气、放屁，肋间烧及胁胀立即减轻，已不像先前恶寒，头昏心跳心累均减，全身感到舒畅有力，目不充血，大便正常。脉仍弦，但较前柔和，舌苔干黄已退，较前有津，查血压为 170/90mmHg。又处方：原方加白芍、枸杞，嘱其三日一剂，缓缓服用，若感冒即停服，热重时即加重方中黄连用量，如此调治两月，服药二十余剂，诸症皆愈，血压为 110/70mmHg。但患者生气或大劳后往往血压波动、稍治即愈。

按：这是一例较为典型的虚实互见，寒热混杂的高血压病，治疗肝阳上亢所致的高血压，清热潜降确属正治，但过用则使阳气受损，阳气运化无力，必然造成当升不升，当降不降的诸多证象，用参芪配姜附使受困阳气升发有力，配龙骨牡蛎潜镇防肝阳复亢，夏枯草、黄连撤肝胆之邪热，当归、白芍养肝之体，助肝气正常之用。用枳壳、石菖蒲行怫郁之气，使升中有降。上述药物各行其道，故而使 8 年之病在 2 个月左右得以痊愈。

癥瘕（多发性子宫肌瘤）

梁某，女，40 岁，2015 年 1 月 3 日。

主诉：多发性子宫肌瘤确诊 7 年，近日肌瘤生长迅速，B 超确定最大的一个肌瘤直径约 6.0cm×5.5cm，月经 5 天/23~28 天，经血夹少量血块；近来腰酸，一身疲乏无力，大便稀，面色黯淡，脉缓涩。

辨证：痰瘀阻络，脾肾亏虚。

治以活血化瘀，理气消痰，软坚散结，益气健脾之法。

处方：红花 5 克，蟅螬 5 克，蜂房 9 克，三七 3 克，青皮 10 克，艾叶 10 克，海藻 10 克，白芥子 10 克，川芎 5 克，红参 10 克，良姜 9 克，桂枝 9 克，太子参 25 克。7 剂，水煎取 450 毫升，每次 150 毫升，每日 3 次。

2015 年 1 月 10 日二诊：上方服后，疲乏减轻，大便仍不成形，原方调整加减。

处方：红花 5 克，蟅螬 5 克，蜂房 9 克，三七 3 克，青皮 10 克，艾叶 10 克，海藻 10 克，白芥子 10 克，川芎 5 克，红参 6 克，良姜 9 克，桂枝 9 克，太子参 30 克，木香 5 克，柴胡 5 克，薏苡仁 15 克。7 剂，水煎取 450 毫升，每次 150 毫升，每日 3 次。

2015 年 1 月 17 日三诊：近期因感染，白带黄，调方：桃仁 5 克，红花 5 克，红参 10 克，太子参 30 克，柴胡 10 克，莪术 5 克，青皮 10 克，昆布 10 克，薏苡仁 30 克，党参 15 克，丝瓜络 10 克，虎杖 5 克。14 剂，水煎取 360 毫升，每次 180 毫升，每日 2 次。

2015 年 4 月 11 日四诊：近日 B 超检查，肌瘤缩小 5.0cm×4.6cm。无黄臭带，疲乏。随症加减共 1 年余，2016 年 6 月 10 日做 B 超检查肌瘤消失。月经复常，食眠均佳。

按： 子宫肌瘤，属中医"癥瘕""积聚"范畴。子宫肌瘤的病因多属气滞血瘀痰凝所致，《女科经纶》云："善治癥瘕者，调其气而破其血，消其食而豁其痰，衰其大半而止"。治宜破血消癥，逐瘀软坚。初诊用红花、蛴螬、蜂房、三七、青皮、海藻、白芥子、川芎利气活血、软坚散结化痰。但同时要处理好攻法与补法的关系，在治疗中时刻不忘"治实当顾虚""补虚勿忘实"，人参贯穿整个治疗过程即体现了这种治疗思想。

中风后遗症

姚某某，男，85 岁。2014 年 4 月 24 日初诊。

中风后遗症病史 5 年多，左侧上下肢麻木，发凉，瘫软不能动，言语謇涩不利，面色黯淡无华，舌质淡紫，苔腻，脉缓细。

证属气虚血瘀、络脉瘀滞。

治以益气活血、化瘀通络。

处方：黄芪 30 克，党参 20 克，白芍 10 克，赤芍 5 克，丹参 5 克，红花 3 克，地龙 5 克，怀牛膝 10 克，䗪虫 3 克，桂枝 10 克，桑寄生 15 克，炒山楂 10 克，莱菔子 5 克，5 剂，水煎分服，日 1 剂。

2014 年 4 月 26 日患者家属来电言：服药后症状较前改善，能坐起，精神气色皆好转，唯两日未大便，上方不变，再用白人参 10 克，桃仁 5 克，瓜蒌 5 克，枳壳 5 克，加水煎出 200 毫升，每次在首方基础上加入 20 毫升。

2014 年 4 月 28 日家属来电：患者左侧手臂微动，自己可进食，精神好，大便仍未通，需要用手抠出。

2014 年 4 月 29 日二诊，患者精神、说话、体力皆有好转，但舌苔厚腻，大便不通，调首方加减。

处方：葛根 10 克，黄连 5 克，干姜 3 克，附子 3 克，当归 10 克，白芍 10 克，生黄芪 30 克，白人参 10 克，莱菔子 10 克，炒山楂 10 克，枳壳

5克，地龙10克，丹参10克，桃仁5克，火麻仁10克，蜜大黄5克，芒硝6克（纳），2剂，水煎分3次服，每次100毫升。

2014年4月30日来电言，一剂后大便下，后去芒硝、蜜大黄，加桑寄生10克，麦冬10克，白芍5克。

以后用首方为基础加减治疗2月余，取得良好治疗效果。

按： 本案为中风后遗症。中风急性期有中经络和中脏腑之别，其本为肝肾阴虚、气血衰少而致气血逆乱，其标为风火、痰湿、腑实、血瘀等症。急性期急则治其标，后遗症期治本为主，兼治其标。本案患中风5年多，左半身麻木瘫软，言语不利，属中风后遗症期。其左上下肢瘫软不能动为肝肾阴虚，筋失濡养；面色黯淡无华，脉缓细主脾胃不足，气血虚弱，舌质淡紫主阳气虚衰，瘀血阻滞；大便不通，腻苔，主食积痰阻，腑气不通。

初诊益气活血，化瘀通络，消食化痰。二诊大便不通加通腑之品，少加温阳，少火生气；三诊腑气通后去硝黄，参入滋阴，后以此出入调理2个月，取得了良好效果。

紫　癜

林某某，男，15岁，河南人。

2012年12月上旬，皮肤肌表有出血点，经当地医院骨髓穿刺，巨核细胞成熟障碍，诊为原发性减少性紫癜。西医服激素，中医以凉血药为主，治疗半年效果欠佳，2014年3月16日来诊。症见恶热，汗出，身痒刺痛，双下肢皮肤有出血点，手握拳无力，身体疲乏，时头晕眼花，大便一日三次，偏稀，小便黄，脉大，舌质嫩红，苔少，诊断为血分虚热，过服凉药，伤及脾胃。

方以健脾益气摄血治本，辅以滋阴凉血解毒治标。

处方：龟板15克（先煎），水牛角30克（先煎），丹皮15克，枸杞15克，黄芪30克，生晒参10克，茯苓10克，蝉花10克，陈皮10克，生地黄15克，黄连5克，薏苡仁30克，芡实30克，栀子10克，灵芝18克，炒蒲黄10克。15剂，每剂煎720毫升，一日3次，一次120毫升。一剂服两天。

2014年4月24日诊：药后体力增强，懒动大减，手握拳较有力，站立时头晕眼花大减，大便由原来一日3次，改为1~2次，身上出血点减少。仍然恶热，动则汗出，小便黄。处方去黄芪，少做更改继续服用。

处方：桑寄生 15 克，刺五加 10 克，女贞子 10 克，丹皮 15 克，枸杞 15 克，太子参 35 克，生晒参 10 克，茯苓 10 克，蝉花 5 克，陈皮 5 克，生地 15 克，薏苡仁 30 克，芡实 30 克，栀子 10 克，灵芝 15 克，炒蒲黄 10 克，龟板 10 克（先煎），水牛角 30 克（先煎），服法如前，15 剂，一剂水煎 720 毫升，每次 120 毫升，一日 3 次，一剂服 2 天。

药后患者病情稳定。

按：本案为中医紫斑病，初期多热毒炽盛，热迫血行，治宜清热解毒，凉血清斑；若病迁延不愈，热易伤阴，多阴虚火旺；若久病不愈，反复出血，可致气血亏虚，气不摄血；初期多热证、实证，日久多虚证和虚中夹实证。

该患者发病年余，头晕眼花，脉大无力为虚证可知；手握拳无力，身体疲乏，便溏为脾气虚；身（潮）热，小便黄，舌（光红无苔，有紫斑）为阴虚兼夹热毒。故用参芪益气摄血，茯苓、薏苡仁、芡实健脾补肾，龟板、枸杞、生地、灵芝滋阴，水牛角、生地、丹皮、蒲黄、栀子、黄连清热凉血散瘀，经治疗半年，病情稳定。

自　　汗

胡某某，女，39 岁，2015 年 5 月 29 日。

初诊：甲状腺癌术后，动则汗出，心慌烦躁，口渴，失眠多梦，身倦乏力，小便黄，大便正常，舌质红苔少，脉细数。

证属术后气阴两伤，阴阳失调。

治法：益气养阴，固涩止汗。

处方：南沙参 20 克，西洋参 6 克，知母 10 克，百合 10 克，茯苓 10 克，薏苡仁 15 克，牡蛎 25 克（先煎），灵芝 10 克，龙葵 10 克，夏枯草 10 克，银花 10 克，连翘 10 克，甘草 3 克，水煎 2 次，14 剂，水煎取 450 毫升，每天分 3 服，每日 1 剂。

2015 年 6 月 12 日二诊：服药 1 周左右，出汗明显减少。体力较前有力，睡眠改善。原方加石斛、刺五加，减银花、连翘，继续用 2 周。

2015 年 6 月 28 日三诊：出汗已止，精神好转，饮食增加，睡眠恢复如常。

按：《素问·宣明五气》篇说："五藏化液，心为汗。"故有"汗为心之液"之称。《素问·阴阳别论》说："阳加于阴谓之汗"。《温病条辨》说："汗也者，合阳气阴精蒸化而出者也。"患者术后气血受损，心情郁结不畅化火伤阴。阴虚内热，阳不敛阴致心液外泄。所以动则汗出不止，久汗不止而伤气阴，因此，滋阴敛阳固涩，辅以清热软坚是治疗此病的大原则。

第四篇　蒲志孝札记

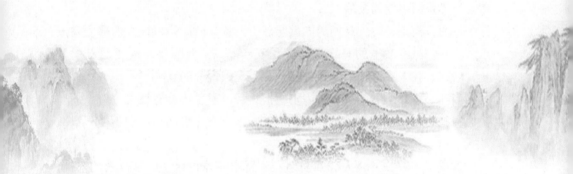

对李某某微信的感想

近两天，李某某（中医爱好者）数次与我在微信中交流，颇有感想，结合从古至今所有人和事的发展，离不开一个最根本的东西——需要。大家需不需要是发展的基础和归宿，这个道理几乎无人不知、无人不晓。可是到了具体操作的时候，往往就迷失了方向，以主观的意识代替了客观发展的方向。比如在上古时代人们靠狩猎维持生命的时候，各种狩猎的工具就发展了，从棍棒、石块到铜器、铁器，从戈矛到弓弩，从弓弩到火器，从狩猎到农耕，这些发展哪样不是在需要的情况下发展的，医学也是一样。

最早的巫医到后来的文字，从《黄帝内经》到《伤寒论》《金匮要略》到《千金方》，以后的张、刘、李、朱，及元、明、清，以至于现代哪一样不是因需要而发展？

以西医而论，不管我们的同道愿意不愿意，西医是以惊人的速度在发展，而我们虽经政府的几次振兴还是不断萎缩。我们中医院校培养的学生，后来有几人在坚持中医业务！难道不是很说明问题吗？

当然，这其中有不少客观因素，但主观因素是不能忽视的，应该痛下决心，找自身存在的问题了。机会不会永远停在那里的！我们不能再自欺欺人了！！！

这里不妨看一下《火烧圆明园》这部电视剧的镜头，红灯教的信徒，满怀信心，敲打着锣鼓，高喊着刀枪不入，成片地倒在侵略者的洋枪之下，令人心痛、令人叹息，光有热情是不行的，必须要有理智，必须运用智慧，必须提高自己，顺应客观事物的发展。

1956年夏天，北京乙脑流行。中医原来的方法、认识上发生了偏差，用治暑燥的方法治湿热，因此无效。先父纠正了偏差，采用祖先留下的治暑湿的清热化湿为主的方药为中医找回了失去的荣誉，为百姓健康贡献了力量，因此流芳史册。

2003年，非典传入中国，传染速度异常之快，死亡率极高，举国紧张。结果用中医传统治疗温病、瘟疫的方法取得了见效快、无反弹、费用低、几乎零死亡的光辉业绩，向全国人民、向世界人民交了一份满意的答卷，把中医的业绩推向了又一高峰，令世人对中医刮目相看。

2015年，屠呦呦获得中国本土产生的、新中国成立以来唯一的诺贝尔奖，再次把中医的光荣推向了一个新的高度。

类似上述事实尚有不少，但影响没有这三件高，就不一一赘述。这说明中医是科学的，是有前途的，关键是掌握方法，要有一个正确的方向。检验这个方法的唯一标准就是病人是否需要？是否有疗效？我认为一切理论的归宿就是疗效，舍此别无第二个标准。

西医能迅猛地发展，说明它的疗效是好的，是大家接受的。中医能存在几千年，说明它的疗效是客观存在的，也是大家乐意接受的，但是二者同样受到病家质疑，说明都有不足之处，都需要改造发展。

中医在国内萎缩却在国外发展，说明这块土地上在某些方面存在问题，阻碍了中医的发展，那么这个土壤就必须改良。目前中央对中医的发展在开绿灯就是整治这块土壤的良药。所以作为中医耕耘者就必须选好种子，备足肥料，改进工作方法，以期得到丰收。

这个丰收的唯一标准就是疗效。

要有好的疗效，必须要有好医生、好药品。理论上容易讲，实际操作还要涉及一系列问题。但归结一点就是必须有牢固的经济基础、经验丰富的医务人员。解决不好这两个问题，一切都是空谈。

按：祖先是指中医历代先贤，非仅指蒲氏先祖。

又按：其实，非典入侵岂止中国震惊，而是全球震惊。中医以显著的疗效迅速扑灭，病人无任何后遗症，这是对人类抗击传染病的贡献，功昭日月。

2016年4月5日于绵阳

丙申正月随想

生病是大家极不情愿的，因此有病后求医也是大家极不情愿的、非常被动的。而享受美食、美景、舒适的生活、健康的体魄、美丽的外表、美妙的音乐，恰恰又是人们主动追求、梦寐以求的事情，需求就是最大的动力，所以择业是首先应该考虑的问题。这不是高深的理论，恰恰是十分浅显明了的问题，是生活的追求、向往。但在现实生活中，人往往迷乱，方向感错位，因此需要时时提醒。

2016 年 2 月　丙申正月于绵阳

丁酉五月随想

当今世界任何一样职业，都面临瞬息万变的局面。科技的进步令世界如闪电的变化。以往一种职业的兴衰要几十年甚至几百年，而今只是几年就完成了，使大家都有一种惶恐焦虑的感觉。

医学也不例外。医学领域的新观点、新设备、新方法同样日新月异，令人眼花缭乱。机器人诊病已经问世，就是摆在医务界眼前的例子。机器挑战医学界已擂响战鼓。

所以中医的发展绝对不能闭关自守、墨守成规，必须学习西医的好，及其他各种各类不同学术的观点来充实自己，才能与当今社会同步发展，不至于被时代抛弃。我们奋斗的目标就是学习、融汇当今世界一切能与疾病作斗争，维护人类的医学界的其他各类的先进理念、方法，把中医的理论、方法不停地向前发展、科学地发展。所以医学也要一代又一代的不停地学习、创新，与世界同步，任重而道远。

2017 年 5 月丁酉五月于绵阳

第五篇　部分患者反馈

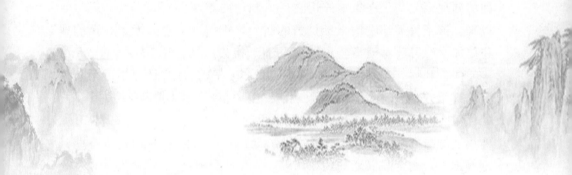

1. 给蒲老的一封信

蒲老：

这两天将您 2009 年 11 月 8 日于古城家中开始给锦心看病以来三个月的用药情况进行了整理。总体来说，我有这样几点感觉，供蒲老参考。

一是蒲老为锦心的病很是费心，出方很严谨，药效很神奇。尤其是对孩子三次感冒的治疗，打破了以往每逢感冒就发生的恶性循环：感冒药、消炎药——喘——输液、雾化吸入。孩子吃亏，大人也受累。最难得的是，不论何时，只要孩子有情况，蒲老总是有求必应。3 个多月的治疗中，应该说并非一帆风顺的，孩子 11 月感冒，12 月流鼻血，1 月感冒，2 月春节期间又是感冒，还继发了咳喘。每次蒲老都能"化险为夷"。我们对蒲老的信任也越来越深。

二是孩子的病得到了有效的控制，但彻底治愈可能还需要一段时间的调理，尤其是在激素停用之后，调理的难度会更大一些。近一年以来，孩子每天都吃增强抵抗力的药、抗过敏药，吸入激素。逢感冒还要加吃感冒药、消炎药。11 月初蒲老接诊以来，于 11 月 21 日开始停用西替利嗪（口服抗过敏药，已用一年）；12 月 5 日开始停用布地奈德（治疗过敏性鼻炎鼻用激素，已用一个月）；2010 年 1 月 5 日开始停用匹多莫德（口服增强抵抗力药，已用三个月）；1 月 13 日开始停用辅舒酮（哮喘用吸入肺部激素，已用三个月）。至此，所有西药都停掉了，完全靠蒲老的药在调理。

三是在停用激素以后，我感到蒲老 1 月 21 日的药效果比较明显，孩子脸色有很大改善，各方面情况都好转。事实上，这个孩子在不感冒的情况下，所谓情况好或不好，我主要观察她这些方面的情况：脸色、大便、舌头、咳多少、抠鼻子多少、出汗多少。也就是说，孩子不太好的时候基本情况是：抠鼻子，唇鼻间、眼下发青，咳多一点，汗多一点，大便干。

蒲老 19 日晚 19：52 通过邮箱发来的药方，用药情况我明后天再向蒲老汇报。

附件二是我整理的蒲老三个多月来的药方和孩子用药后的情况。请蒲老审阅。不当之处请蒲老指正。

再次对蒲老的悉心帮助表示衷心的感谢!

锦心妈妈

2010 年 2 月 20 日

2. 慈母脑梗命将息，蒲氏中医延命期

感谢蒲老先生给儿女尽孝机会:

2012 年 12 月 9 日那个可怕的下午，我 73 岁的妈妈在子云酒店前，因心房纤颤诱发脑梗死倒地，被救护车送进了绵阳市中心医院后，通过核磁共振检查，发现妈妈右脑大面积出血，导致偏瘫、尿失禁和语言障碍。经过 20 余天打针输液强化治疗后，妈妈的病情初步得到控制，可以咀嚼进食和简单的语言表达，但好景不长，一个多月后，妈妈开始发烧，膝关节出现大量积液，血糖也高了，心律紊乱，各种并发症接踵而来，病情一天天加重，2013 年春节前夕，妈妈的肺部又出现病变，每天需要进行多次吸痰处理，神智也慢慢变得不清晰了，一天早上，主治医生郑重通知我们，妈妈身体器官已衰竭，医院已无救治办法，要我们做好办后事准备，当时我们兄妹三全蒙了，无法接受这残酷的现实，难道就这样眼睁睁看着妈妈痛苦地离去吗? 哥哥突然想到了中医，与其坐以待毙，不如找中医试试。

哥哥找到认识十几年的老中医——蒲老先生，听说蒲老的父亲曾经是周总理的保健医生，哥哥向他详细讲述了妈妈的病情前后，蒲老说，先开两付中药配上自制的中药胶囊试试。妈妈在服药一天后，便有些好转，肺部的痰好像没有了，不需要吸痰器了。可没过两天，妈妈口里开始吐褐色唾沫，呼吸也很困难，感觉好像命在旦夕了，哥哥不顾一切，深夜驱车赶往蒲老医生家中，请求再救救我们的妈妈，蒲老被哥哥的孝心深深感动了，让哥哥别着急，说这是病情回转的现象，他又给开了两味中药，让每隔两小时为妈妈服用 10 毫升，两天后，妈妈的病情奇迹般地好转，脸上还慢慢有了些红晕，直到 2013 年 3 月 25 日，妈妈的病情基本稳定，我们就接妈妈出院，回到家中医治疗。

在家治疗期间，我们按照蒲老先生的嘱咐，每天按时、定量给妈妈服药，并进行康复性按摩，一周后，妈妈恢复了平静，气色逐步正常，痛苦一天一天减少。由于妈妈多种并发症缠身，除右手能微微动一下外，已全

面瘫痪，没有了肌力，无法上门就诊，每周末由我们向蒲老讲述病情变化，然后开药，就这样一个被大医院放弃治疗的人，又在蒲老神奇的中药调理下多活了近一年，实现了儿女尽孝，减少母亲痛苦的愿望。

3. 景某某来信

我患有先天性心脏病——房间隔缺损，于 7 岁进行了心脏修补手术，从小体质就较弱。2005 年 7 月怀孕，在不满 3 个月时候意外流产，做了刮宫手术。7 天后因为没有做干净再次清宫。但是后来还是因为血流不净又住院治疗。自此后每月"例假"时间就比较长，而且量多，有时候持续十几天都干净不了，月经开始紊乱。西药、中药吃了不少都得不到改善，最后还是由蒲老师、石老师的调理才逐渐恢复正常。经过蒲老师、石老师一年多的悉心调理，2007 年 3 月我再次怀孕。

孕期之初也不太稳定，我还是继续服用蒲老师、石老师的中药，后来就慢慢稳定下来，而且越来越好，怀孕后期身体也比较轻松，没有出现脚肿、腿肿的情况，孩子发育也完全正常。2007 年 11 月我顺利产下一个男孩，孩子非常健康，长得白白胖胖，外人看了都说不相信是我生的孩子。

现在儿子已经 9 岁了，身体健康、聪明活泼，虎头虎脑的，因此特别要感谢蒲老师、石老师，是你们让我拥有了一个健康的儿子和完美的生活！

谢谢你们！蒲老师、石老师！

景某某

4. 母亲的病

母亲高龄 86 岁，2006 年 3 月初，因上呼吸道感染，为方便医疗避免风寒，住进医院，不承想小病治成大病，大病治成危病。

对付一般感染，医生讲需重拳出击，于是用上了"泰能"，随即引发药物过敏，出现哮喘等一系列症状，后致水电解质紊乱，低钾、低糖导致心衰，竟致住进了 ICU。此后我们便陪伴母亲不停地辗转于各大西医医院，针对肺部感染的抗生素治疗几乎用了个遍，耗资不说，母亲的身体却一天一天衰弱下去。

现代人难免对西医寄予厚望，以为西医疗效快，但不停地使用抗生素，其副作用是可想而知的。

母亲的抵抗力每况愈下，5月底呼吸道感染又复加重，病情危重。我们又在北京各大医院之间奔波，屈指数来求医于著名大医院不下四五家，使用的依旧是抗生素。母亲因年迈，抵抗力过于低下，这次感染怎么也控制不住，终于二进宫，母亲又住进了ICU，施行的治疗依旧是西医那一套常规疗法。从ICU出来时，母亲已瘦得不成样子，环绕于各种管子之中，有尿管、胃管、输液管、吸痰管、监视器线等等，长期应用抗生素，母亲的脏腑功能极其低下，看到母亲恶病质的样子，不禁黯然泪下。

母亲的病还是要治，只要有一线生机，我们绝不放弃。医院今天报喜明天报忧，今天送来化验单报告"金黄色葡萄杆菌阴性"，大喜过望，而转天则是"真菌阳性"，继续抗生素治疗，无奈耐药性越来越强，用药也愈加昂贵，好不容易把真菌压下去，铜绿假单胞菌又卷土重来。到后来母亲的身体功能呈呆滞状态，排尿靠"速尿"，便秘六七天，手足冰冷，饮食极少，吸痰器里的痰液却盈满于罐。

这时我们感到绝望了，无奈之中忽然想到我们怎么忘记了我们的国宝"中医"了呐，真是数典忘祖啊，何况我们还有条件找到高级名医的。于是赶紧请来了蒲辅周的后人蒲氏父女。早听说蒲大夫擅长治疗危重病人，常能让垂危病人转危为安。蒲氏观察检查病人有一套特殊的诊断方法，他们并不仅仅是只把把脉象，看看舌苔，而是对病人进行全面的触诊，从头到脚，仔细观察。个中机要不是短期所能参悟的。蒲大夫针对母亲的病开出了处方，主旨"温阳救逆"，目的在于先激活母亲的身体功能，那时正是7月的大暑天，一般人哪敢大剂量使用附子呐，更何况一位区区老妪，汤药喝下去后几小时见了动静，母亲开始有了肠蠕动，尿量见多。喝药循序渐进，数小时即一次，母亲的手脚渐渐温暖起来，三天过后，病情好转。

这时我们决定转院治疗了，因为西医的办法已经穷尽，惟有求助于传统的中医了。转到中医院后，母亲专心服用蒲大夫的汤药，恢复体力，其间，曾一度又感染加重，体温上升，血象增高，是用抗生素还是服汤药？我们坚持继续中药治疗，因为母亲的病迟迟不愈，主要原因是其自身抵抗力降低，不足以抵抗病菌，祛邪外出，蒲大夫的方药以扶助正气为主，祛邪为辅，抓住要害。对此治疗院方不敢担负责任，我硬着头皮在病历上签了字。果然不出所望，服用汤药三天之后，血象正常，体温下来了。汤药配合营养，母亲的病竟一天天好起来。

终于可以出院了，8月底母亲回到了家里，谁说中医不可以治大病呐！在各大医院对母亲束手无策的时候，蒲大夫的汤药起死回生了。回到家里，母亲的痰并没有除尽，蒲大夫这时变换了治疗原则，扶正育阴为主，辅以祛痰，继续服用汤药一段时间，痰量很少了，基本恢复到病前的状况。蒲大夫讲，老人的痰彻底去除可能性较小，不像年轻人。这我相信，因为母亲毕竟是耄耋之年，老人无病也有痰啊。后来改服蒲大夫自制的胶囊，慢慢将养着，母亲的身体一天天好起来了。

现在母亲已能行走，过着正常人的生活。又是春暖花开的时候了，今年的春天是温暖的，在这里我写上这篇纪实小文，仅聊以对蒲大夫的报答吧！

燕子于亮马河
丁亥年清明

5. 蒲氏门中求医记

我自幼就表现出身体方面的一些潜在问题，因为自己年幼，家人又不懂医，所以也没有做系统地医治。这些潜在的问题在十九岁工作之后开始比较明显了，表现为：例假不正常，易疲劳，小腿肿胀，经常感冒不易痊愈，由此导致咽炎、鼻炎、牙周炎等等诸多疾病，中间求医问药，所耗时间和金钱无法计算了。到32岁生了孩子后，以上问题变得更加突出，并且这样的体质直接影响到了孩子。之前是我一个人看病，有了孩子之后又多添了一个病人。耗费金钱就不说了，最让人无法忍受的是孩子生病后作为一个母亲的煎熬，天伦之乐荡然无存。

2005年的秋天，我和孩子同时经历了长达两个月的感冒，当地的医生已被我找遍，却终不得愈。就在此时，我先生所在单位的一个同事给我们推荐了蒲志孝医师，抱着试试看的心情我来到了蒲老的寓所。蒲老和他的入门弟子石美大夫接待了我，他们非常认真地进行了问诊，包括家族病史、例假、大小便情况、食物喜好等等，只这一点就使我生起了信心。因为我所看过的中医没有问得这么细的，大多数是问问现有的症状就下药了，结果要么起点点作用，要么干脆越医越糟糕。

中医的望闻问切四诊以及将病人作为整体进行辨证施治在蒲氏中医里得到了很好的传承，因此我初次就诊，效果非常好。于是在第二次就诊时，我就带上了孩子，儿科俗称哑科，看起来更有难度，而我的孩子从六个月起因为毛细支气管炎住院治疗未能痊愈后，一年中三次住院，稍不注意就感冒发烧，辗转中西医，到了蒲老这里，其实断断续续已经有一年多了。蒲老给孩子开第一次药之后刚过了三天，因为在饭店吃饭，待在空调房里，出来被冷风吹着了，结果第二天孩子就开始发烧。我先生说，还是暂时不要吃中药了，把烧止住再说，但我坚持认为中医也是可以治愈发烧的。于是我给蒲老挂了电话，因为第二天恰好是元旦，我很担心蒲老不接诊，但是蒲老非常慈悲地让我们第二天带孩子去他寓所。药开了两付，服药后，孩子精神很好，小便很多，体温在一付药之后完全恢复正常，这时我先生也不得不改变对中医见效慢的看法了。从那之后起，我孩子的身体问题完全靠中医来解决。后来蒲老和石医师去北京行医，我们也一直通过电话联络的方式进行治疗，由于他们掌握了我们的身体特点，能够准确辨认病因，进行施治，所以我们如同拥有家庭医生一样。

与蒲老和石医师两位相识十年了，得他们的恩惠很多。无奈我学识浅薄，无法站在理论的高度对蒲氏中医进行分析；又由于文笔拙劣，也无法将这十年里的点点滴滴一一述尽，只能写下这寥寥数语，一则表达对他们二位以及蒲氏中医整个传承的感恩，另外也希望更多的病人能够如我和我的家人般幸运值遇良医。

末学华丽敬上

6. 我对蒲老治瘤思想的体会

作为一名不幸的肿瘤患者，五年来我有幸得到蒲老的关心与治疗，作为一名执着的中医爱好者，几年来我不时得到蒲老的指点与教导。

今年蒲老来京，和我聊起几年来的病情起伏，期间有中西医结合治愈肿瘤，身体完全恢复的喜悦，又有肿瘤复发的无奈与困惑，有走中西医结合继续治疗控制病情的坚持，也有干细胞移植中依靠中医理论保护正气的成功体验，有曲有直，有成功也有挫折，我感到蒲老在中医治肿瘤的思路上全面而独到，特将自己对蒲老治瘤思想的理解记录下来，供肿瘤患者和中医学者参考。

一、肿瘤的成因

虽然医学界观点各异，不外乎肿瘤是实证、虚证和虚实夹杂几种观点。我这几年疗病的体会，结合观察周围病友的症状，逐渐理解蒲老对肿瘤的判断，觉得肿瘤根本上来说，还是虚证，即使实的部分也大多因虚成实，真正完全因为外感、七情等因素导致的实证很少。虚证中，阳虚阴虚是根本，所有的肿瘤都应从阳虚阴虚出发寻找病因。阳虚气虚，导致气滞血瘀成瘤为医界共知，温阳补气化瘀已为中医界治疗肿瘤的基本思路，但真阴不足，虚阳外浮，虚火烁灼津液，炼液为瘤多被忽视。真阳不足则阴结生阴瘤，真阴不足则阳结生阳瘤。目前一些中医治瘤，动辄补气补火，升提中气，祛湿化痰，更用辛燥虫药攻痰，却不分阴阳，往往南辕北辙，甚至加剧病情发展。而对阴虚所致阳瘤，又误以为热邪郁结，多从清热解毒，活血化瘀入手，忽视了填补真阴，收敛浮散阳气的重要性。我在血液病房，观察白血病、淋巴瘤患者，每每身体大热喜凉，素体壮实无病，胃口极佳，化疗后不用激素都比常人能食，哪里有阳气不足样子，往往感温病后激发细胞变异，遂一发不可收拾，西医化疗药物不仅伤阳，也更伤阴，阴本不足发病，化疗再次伤阴，预后难料。我感到，脏器肿瘤多阴瘤，血液肿瘤多阳瘤，上焦多阳瘤，下焦多阴瘤。蒲老认为，肿瘤扶正绝不是单一的补气温阳那么简单，临床情况要复杂得多，医生应该全面掌握传统中医的各类辨证方法，具体问题具体分析，中西医结合扶正时，也不仅是温阳补气一种手法升白细胞。那种中医自立一"派"，或是片面强调补火、或是堆砌清热解毒药机械加些扶正药、或是不能辨证，盲目归咎于怪病多痰，化痰散结攻泻、或是不辨阴阳，简单养阴补气相叠加扶正都是不足取的。

二、肿瘤的辨证

蒲老的做法是"全面""分清主次"。"全面"主要就是按照中医辨证的思路，通过望闻问切及西医的检查结果，把病人摸清楚，此外，蒲老特别强调遗传的重要。蒲老第一次给病人看病，遇到重症难症，都要询问病人父母的健康状况，以及家族遗传方面有无固有疾病，更要探询患者的居处、工作环境、职业、爱好等多方面。我理解，蒲老讲的遗传应是体质的遗传，也可以理解为阴阳偏胜、脏腑气血强衰不均的遗传，是这种遗传的"体内生态环境"，导致一个家族，在外在条件刺激下，得类似的疾病，中医能否改变这种体质的遗传？据蒲老研究，如果按照中医理论从父母优生优育做文章，在怀孕阶段就有计划地组织治疗和调理，是有可能纠正子女阴阳偏胜、脏腑气血不均的遗传问题的，这就一定程度上实现了预防肿瘤。"分清主次"，就是一段时间要有一个治疗的主题，比如中西医结合治疗肿瘤，西医已经化疗手术了，中医攻瘤的药物就少用或不用，以免再伤病人正气，但西医治疗结束后，中医抗肿瘤的药物又应配合调理内脏的扶正药物长期服用，即使影像学上肿瘤已经没有显现。还有就是病人一段时间体质是稳定的，虽然表现为寒热温凉各种不同症状，但都是附着在这个基本体质之上，所以一般情况下，蒲老都会有个稳定的底方，在此基础上随证变通，而不会今天从这个思路治，下次调方又从另一个角度处方，方子变化很大。

三、肿瘤的处方用药

蒲老处方用药有以下特点：一是处方尊重每个患者的具体情况，做到一人一方，一时一方，不泥古，不教条，蒲老给我开的方子，每每回味无穷，和很多经典古方都像，又都不像，方中有方，药后有药，病情稳定时处方四平八稳，有外感或西医伤正时大刀阔斧。选药普通到不能再普通，以至于我作为一个中医爱好者，药都认识，真没觉得用药方面有啥可写的，但组合起来，方子的效果却非常好。药量通常在 10～20 克之间，但也时常用小剂量的干姜、黄连、肉桂、附子做催化剂调阴阳升降。目前中医界流行大剂量处方，对此蒲老持保留态度，认为首先要辨证准确，其次用药要地道，这两点做到了，药量小了疗效也可观的，此外药量太大没法煎煮，病人也难以全部吸收，白白浪费药材。二是对患者有一个基本判断前提下，用药在变中保持稳定，效不更方，长期服用，每次调方只做微小变化，在外感和西医伤正时，用药也兼顾患者基本体质，解表驱邪不忘扶正，利湿不忘护阴，时时呵护病人的正气，以扶正为本。三是处方用药，阳气为先，脾胃为先，任何情况下都考虑护住病人的阳气和脾胃，只要能吃能喝就有希望。四是服法大有讲究，蒲老给我更换的服法有：早晚服、饭后服、睡前服、每次 100 毫升分次服、代茶饮、两个方子分早晚服、汤剂和益元胶囊混合服、汤剂和益元胶囊粉剂和服等等。五是内外治兼顾，蒲老喜汤药与艾条混用，蒲老称赞艾条温阳有力而安全，对内脏不耐热药，而又需要温阳的患者，将凉药配合艾灸有很好的阴阳双调效果。六是组方时扶正药和攻邪药最好能一药多能，比如用清热解毒法治瘤，选药最好同时具备清热解毒、软坚散结、养阴、升白细胞的多重功效，并且符合中医辨证原理，大毒大破大泻的药蒲老不太赞成过多使用，中病则止，以免伤正。七是讲究试验，蒲老认为，不管大夫多有经验，面对的病人总是千差万别的，并且中医处方总存在一定主观性，所以有必要开展处方和用药的试验，蒲老第一次见到病人，通常会开一个探路方子，通过病人服药后的反应，判断辨证用药是否符合客观实际，同时也了解病人的耐受程度，对于病情复杂的，蒲老会给以非常简单的处方，防止药过杂超过病人耐受力。

四、关于中西医结合

蒲老非常重视中西医结合。蒲老认为，西医在以下几方面有其优势，一是检查手段上客观明确，有助于中医加深对疾病的认识，开拓思路，提高辨证水平，特别对于肿瘤这类疾病，还应以西医检查指标为判断疾病治疗效果的依据，此外西医病理结论有利于确定肿瘤原发部位，提高辨证的精准性。二是西药，包括化疗药、手术切除等治疗手段，在病人基础条件较好的情况下，针对性强，比中药有更迅速的疗效。三是西医治疗肿瘤虽然伤正，但如果能遏制肿瘤的发展，可以给中医腾出宝贵的治疗时间，因为肿瘤病机复杂，中医治疗肿瘤虽有很好的效果，但不确定性也很大，辨出 10 个证，哪个直接导致肿瘤的，缺少实践经验总结，往往中药服了很多并未击中导致肿瘤的关键病机，如果肿瘤继续发展，延误了最佳治疗时机得不偿失。我游走在中西医间，既看到大量中医无毒低毒治好肿瘤的案例，也在西医院看到服中药无效延误病情，丢失性命的病例。蒲老的观点比较务实，发挥各自的优势，同时中医界自身要不断探索，争取尽快总结出超过西医疗效的肿瘤治疗规范，其核心是提高辨证水平，提高辨证水平比挖掘抗癌新药更具有战略价值。对于中西医结合中的问题，蒲老主要强调以下几点：一是重视西医检查指标，但不要为指标所困，还要看病人整体状况，很多情况下，西医影像学反应的肿瘤，并不是中医辨证病因所在，中医还是要根据传统的辨证论治理论寻找肿瘤的因，治这个因，西医影像学可以作为辨证是否准确的参考指标，不能肺癌用肺药，肝癌用肝药，那还不如直接看西医得了。二是西医手术、放化疗都有特定的条件，不符合条件的不勉强做，已经治疗造成损伤，无法满足条件的，不要刻意去做，首先留人，然后治病，蒲老反对无条件地、教条地放化疗，病人各项血液、生化指标太低就休息，过度治疗适得其反。三是一定要坚持全过程的中西医结合，最好首次放化疗前就用中药"打底"，蒲老管这叫"存钱"，进入西医治疗后，中药全程跟进。四是反对不辨证乱开中成药，不懂辨证，完全按病名当西药开，中药吃反了损伤更大。

五、关于病后调理

三分治，七分养，蒲老认为肿瘤有虚有实，经过较长时间的抗肿瘤治疗后阴阳大亏，病人应长期调养，工作、事业都不应再像得病前那样投入，人活着本身就是对单位和家庭的贡献。调养方面，蒲老特别强调几点：一个是少说话，最好歌都少唱，以免伤气伤阴，伤气是肯定的，伤阴是我后来的体会，说话多了造成元气上提，下元更虚，容易产生虚火灼伤津液，为很多医家忽视；再一个是吃新鲜食物，少吃腌渍食物；最后是情志舒畅，避免精神刺激，找点喜欢干的事情小劳。

六、对当前中医发展现状的不同看法

蒲老对当代中医治瘤有很多看法，其实也是对中医发展思路的思考，我虽仅听到只言片语，但已振聋发聩，特记录下来，供学界参考。

一是蒲老不赞成中医分派，蒲老认为中医自汉唐到明清，逐步完善发展，核心是围绕临床，治病救人，不断完善治病理论。现在有的医家自封门派，如果为了传承，树立品牌，强调专科尚可理解，但有的发展到顽固不化，故步自封，搞类似宗教门派，并且大肆宣传，对现代中医发展损害很大，也误导患者。蒲老的父亲蒲辅周老前辈培养蒲老时并未把他带在身边，而是托付给另一位临床大家，就是希望他深入基层，不离临床，不拘泥于自家经验，能够兼收并蓄。蒲老对我说自己年轻时特别喜欢张锡纯的著作，后来又以叶天士处方用药为典范，他一再强调要取各家之长。蒲老给我推荐的是《医宗金鉴》，给大夫推荐的是上海科技版《实用中医内科学》，都是综合型大著作，既有理论又有临床，非常全面。蒲老治病时从来不搞寒温对立，也不硬把寒温统一，而是实事求是择善而用，取得很好的疗效。

二是蒲老对养生节目过多过滥有不同看法，蒲老认为中医是一门科学，随便拿些讲过了头，极易误导观众，很多药方使用都是有条件的，都搞这类节目不好，观众文化程度参差不齐，容易耽误病情。

　　三是中医生在现代医院很难有发展，应走个体道路，在大医院里工作有依赖性，看病好坏实际是个大锅饭，只有走到民间，深入临床才能看出大夫水平高低。西医治病选医院，看设备，靠团队，中医治病选大夫，看传承，靠医德。我曾经问这个个体是不是就是类似律师事务所、会计师事务所的企业，蒲老赞成，中医比西医更费脑子，必须建立知识型的企业，引入现代企业制度和市场竞争机制，走个性化的发展道路。

　　四是中医教育方面，蒲老也觉得现有的院校教育存在一些问题，培养到博士还不一定能看病，还是应将师徒传承、临床带教和院校教育有机结合起来，鼓励名老中医开班带徒弟（我觉得这点如果和前面中医事务所机制结合起来，中医必然会有一个大发展）。中医西医毕竟是两种文化的产物，可以互相学习借鉴，但硬拧到一起，占用精力，恐怕效果不会好，不利于中医发展，也不利于年轻大夫的成长。

　　以上是蒲老这些年给我看病过程中，记录下来的能体现蒲老中医思想的零碎信息，虽然比不上专业学者条理清晰，但是从患者视角，毕竟觉得是非常宝贵的经验，希望这些经验能给其他大夫有所启发，也祝蒲老健康长寿，携众弟子在各类疑难杂症治疗方面继续大胆创新，为祖国医学的发展做出历史性的贡献。

北京患者：姚某

7. 我所接触到的蒲氏医药

　　多年来，我一直为病中的父亲求医问药。对蒲氏医药，过去只有耳闻。2004 年，幸遇蒲志孝大夫，经过亲身体验，方知蒲氏医药名不虚传。

　　我父亲今年 78 岁，某某日报社原群众工作部主任、资深编辑，1998年患脑出血，2003 年 5 月因脑出血复发，再次住进某医院治疗至今。医院诊断为：脑出血后遗症期、多发性脑梗死、右额叶血管淀粉样变性、肺部感染、胆石症、结肠癌术后（1995 年手术）。因体质虚弱，入院后我父亲经常出现肺部感染、发热，多次告病重，两次告病危。2004 年 4 月，我有幸结识蒲志孝大夫，我父亲的病情也从此出现了转机。一年来，经过蒲老和蒲永文大夫的精心治疗，我父亲病情稳定，各项指标均有所改善。我的体会是：蒲氏医药博大精深，辨证精准，用药果断，往往可于险重病况前力挽狂澜，扭转危局。

（一）辨证准确，去伪存真，紧紧把握主要矛盾

2004年初春，我父亲反复发热，曾请某权威中医大夫诊治，连续服用清解汤药及片仔癀两月，加上西医使用抗生素，病情未见大的改善，每周仍发烧一两次。当时我父亲发烧 38.5℃，血红蛋白仅 26g/L。按照常规，在西医确诊为肺部感染后，中医一般采用清热凉血药配合治疗。4月11日初诊，蒲老仔细观察后，认为我父亲是阳气严重衰减、气血凝滞、痰迷心包，由此引起发热，遂果断施以温阳药（包括干姜、附子、生晒参、黄芪等）治疗。同行的年轻大夫赞叹：发烧的情况下还敢用热药，这可不是一般的水平。两天后我父亲体温基本正常，每天大便两次（过去每三天打开塞露通便）。此后继续服药四个月，病情逐步好转，低蛋白血症、贫血症状得到明显改善，化验指标基本正常；嗜睡状况有所改善，甚至对子女的呼唤似乎也有了略微的反应；入院后一年多一直没停的静脉点滴也撤掉了。该医院神经内科的大夫们对此感到惊讶，一些其他病房的年轻大夫甚至慕名前来综合四病房看望我父亲这个"老病号"。神内一位大夫对我说：你父亲多次脑出血，能活到现在，而且病情平稳，这本身就是一个奇迹。

在一年来的治疗过程中，我父亲多次感冒发烧，还患过急性胆囊炎和腹泻，蒲老在使用消炎清解药的同时，总是尽可能辅以温阳补气药。他认为，阳气不足的病人在阳气进一步衰减的情况下往往使气血运行不畅，抵抗力同步下降，使固有病灶炎症发作。而在阳气较为强盛的情况下，则可以做到有炎症而不发作或少发作。这种关系可谓此消彼长，互为制衡。蒲老同时认为，阳气的提升也必须把握好度，过犹不及。人体阴阳互为依存，因此要坚持辨证施治。2004年10月，当我父亲开始服用益元散丙型胶囊时，每天服两粒。两天后蒲老嘱咐改为每天一粒。他说，这个药的劲比较大，而同时服用的汤药也是温阳药，要防止阳复过头。后来果然不幸而言中。又如，今年3月，我父亲患病毒性感冒，数日高热不退。蒲老在开出清热解毒汤药的同时，还要我在药中兑入五分之一的参汤，以扶助正气。蒲永文大夫也嘱用参汤送服片仔癀，减少凉药的负面影响。正是由于蒲老善于准确把握矛盾的主要方面和平衡点，因此往往达到预期的治疗效果。当然，由于护理工和我本人在治疗的配合上有所失误，也曾有过教训。2004年入秋后，蒲老决定让我父亲服用汤药的同时加用益元散丙型胶囊，以进一步扶助阳气，修复脑血管，改善脑供血。但由于当时保姆回老家，临时护工缺乏经验，对我父亲每日大汗淋漓未加理会，我也因疏忽未能及时察觉，以致阳气提升过猛，伤及肾阴，病人高烧，肾功能出现衰竭迹象。后因蒲老及时用药化解，加上西医利尿补液，很快恢复正常。2004年年底，我父亲大便十分干燥，我建议蒲老用药通便。蒲老开始比较犹豫，最后同意试一试，结果用药后我父亲连续腹泻多日，阳气及脾胃受损。而这两个例子恰好从反面说明，只有紧紧把握住矛盾的主要方面，才能使病情得到有效制衡。

辨证准确，用药果断，是蒲氏医药的一个重要特点。这从蒲老给我父亲诊疗的过程中体现得很充分，甚至我本人也有亲身体会。今年3月6日，我早晨起床后感到天旋地转，头发沉，恶心想吐，赶紧躺下，一会儿起来又是老样子。于是赶紧给蒲永文大夫打电话咨询。蒲大夫马上告诉我，这是严重的脑供血不足症状，让我立即服用四粒益元散胶囊，并配合服用生脉饮。一小时后我即感到症状有所缓解，到晚上已基本恢复正常。现在我每天服用两粒益元散胶囊作为巩固治疗再未出现上述症状，工作生活正常。

（二）谨守病机，以变应变，从根本上调理病体

蒲老在准确辨证的基础上，善于从根本上调理病体。他多次讲，像我父亲这样的脑出血后遗症病人，最根本的治疗方法是扶助阳气，让凝滞的气血运行起来，使受损的脑部组织和脑血管得到营养和修复。而只要脑组织和脑血管的功能逐步得以改善，其他次要问题也可随之得到缓解。同时他又认为，脑出血病人机体虚弱，各种器官功能有所衰退，用药应十分谨慎。因此他在用药上往往留有余地，充分考虑到病人的承受能力。同时，蒲老在治疗中十分强调谨守病机，以变应变。

一是及时关注不断变化的病情，采取应对措施。我父亲因久病体虚，病情变化很快，常常是昨天还是上火便秘，今天稍一用药就腹泻不止或引起阳气迅速衰减。因此，蒲老和蒲永文大夫用药一般都是先开一付，然后根据病情变化及时调整用药。有时我一忙就忘记向蒲老报告病情，蒲老常常来电话询问，令人十分感动。2005年1月，我父亲兼患肺部感染与腹泻症，蒲永文大夫几乎是一天换一个药方。比如，一退烧立即上温阳药，腹泻情况稍有变化用药也随即改变。有时，凉药和热药按比例混合使用；有时则要求提前抓好备用药以应变。从 1 月 14 日到 2 月 24 日，蒲永文大夫先后开出 23 个药方为我父亲调治，使病情得到了根本性的缓解。此后一个月我父亲没有发烧，血红蛋白等指标也逐步好转。

二是根据农历节气的变化及时调整用药。比如，2004 年立秋前夕，蒲老嘱咐立秋后可给病人服用益元散，因为天气转凉，不会引起内热过盛。在 2005 年惊蛰节气前夕，蒲老又多次提醒，这个节气前后病毒病菌十分活跃，要注意病情变化，防止感染加重。

三是在对住院病人的诊治过程中充分考虑到西药的利弊，采取对应措施。比如，病人肺部感染加重时，西医往往使用抗生素、退烧药，大量输液，蒲老认为这会伤及阳气，因此在用药上十分讲究，在使用清解药的同时常常适量辅以温阳药。有时我父亲打退烧针过多引起血压偏低，蒲老也在用药时予以统筹考虑。

与蒲老接触多了，可以发现他不仅医术精湛、医德高尚，而且在哲学、政治、历史、文学等方面涉猎广泛，知识渊博。由于知识面广，融会贯通，蒲老行医用药风格可谓行云流水，大气磅礴，具有超凡的洞察力和胆略；同时，由于注重对实践经验的总结和提升，蒲老在继承祖国传统医学精华的基础上不断有所突破和创新。可以预期，以蒲志孝和蒲永文大夫为代表的蒲氏医学必将为振兴中医事业作出不可替代的突出贡献！

某某日报社王某

8. 辛巴和中医

2007 年底，我妻子怀孕了，她体质较为单薄，气血较差，经常有轻度口腔溃疡，据岳母讲我妻子出生时体重只有 1.5 千克多，怕她体弱影响胎儿发育，从她怀孕时起，我们就接受建议，一直服用蒲老家传益元散作为补充。

2008 年 8 月，我们的孩子出生了，是个男孩子，体重 3.85 千克，身长 51 厘米，面容红润而饱满，哭声响亮，出来产房就双目圆睁，且哪里有声响，眼睛就朝哪里转，很是可爱，周围的人都说孩子看上去很健康很机灵。

从孩子出生我们就按时在医院儿保，每次医生给出的结论都是：健康、匀称适中型。他的身体素质很好，七坐八爬都按时进行，走路也很快学会，身体很是灵活，一岁四个月时，就可以自己独立手把扶梯上下楼梯，一岁五个月时，偶然一次见我爬家里的人字梯，他也学着上下，还会爬到顶上站立起来，撒开双手，仰面朝天大喊大叫，其胆大程度，让人很是担心。铝合金梯子就成了他的大玩具，他会自己去阳台将梯子拖进屋，然后尝试着用各种方法将梯子架设起来，后来总结为梯子腿抵住床，然后自己从头慢慢推行，把梯子推高，再分开梯子腿，压好支撑，就可以自己爬上去了。记忆力很好，模仿力很强，当他在滨江广场玩耍的时候，他会在旁边看大人打太极拳、跳舞等等，然后自己就会在旁边模仿学习，回家以后就放起音乐，自己有板有眼一招一式地打太极、跳舞，逗得一家人忍俊不禁。而且发展为一到哪里只要有音乐，就会手舞足蹈，旁若无人。这么健康、聪明、活泼的孩子，是家里的开心果，他的健康成长，我想，益元散功不可没。若说这些都是要慢慢感觉的，那么孩子的一次高烧，让我们更加见证蒲氏医学的精妙神奇。

2009 年 5 月 14 日，孩子的脚被烫伤，加之这几天孩子本身有轻微感冒，到了傍晚，他开始发烧，测了两次体温第一次 38.2℃，半小时后 38.5℃，孩子外婆带他去医院拿了些感冒药，到 5 月 15 日下午，孩子的体温升到 39.7℃，且一直昏昏沉沉，想睡又睡不着，非常难受，到了下午 5 点，体温已经上升到 40℃，大人害怕了，连忙抱起他上医院，并通知了我，医生说只能输液，但孩子的姑妈说要汲取她孩子的教训，能不输液就不输液，我赶到医院后，当然不同意输液，因为我明白滥用抗生素的后果会有点麻烦，下午 6 点多我带着孩子来到蒲老家，蒲老仔细诊断后，很有把握地说没什么关系，开一付药，每半小时服用 20 毫升即可，他这么有信心，也坚定了我使用中医治疗的决心，回家后服上第一次药已经是 7 点多快 8 点了，喂进去几分钟孩子就吐了，吐了以后，妻子就没敢再喂，8：30 的时候，我回到家，让他们又喂第二次，结果喂了一点点就吐了，9 点多的时候量了一下体温，还是 40℃，妻子和老人都很着急，担心会把孩子烧出大问题，都想采用西医治疗是否会快一点，但是我坚信蒲老的药会有效果，我劝说她们，治疗总是会有过程的，毕竟孩子都烧了两天，不可能立竿见影，会有个循序渐进的过程，在我的坚持下，我们还是坚持给他服药，晚上 10 点蒲老还亲自打来电话询问，我说了情况后，他说没关系，吐药不吐性，只要再吃，就有效果；奇迹在 3 个小时后出现了，凌晨 1 点多，我起来再次测量的时候，体温降下来了，降到了 38.7℃，我们很欣喜，又继续服药，到早上 6 点，孩子的体温降到了正常体温 36.8℃，而且再也没有反复回升了，也慢慢恢复了精神，恢复了健康活泼的本性。惊喜之余，我计算了一下，总共服药进肚子的也不过才 40 毫升，却收到这等奇效。神！真是手到回春！

谁说中医只能治慢性病？我有了亲身经历，我想我是不相信这个说法的！

杨某

9. 一位 80 岁癌症老人的感谢信

我是一个癌症患者，于 2013 年 8 月发现患肝癌，由某某医院确诊。9 月左肝全部切除，后发现经常黑便，又经过了一次次的胃镜检查、病理检查、验血、B 超、PET-CT，最终于 2014 年春节之后的三月份，由某某医院 PET-CT 最终确诊为又患了原发性胃癌，并且又已转移到了另一叶肝脏和淋巴。人懵了，这时再坚强的人也会感到天塌了下来。这中间的思想负担、感情变化、家庭阴云，真让我感到前面一片漆黑。绝望之情，就不在这里赘述了，因为任何得了这种病的人都会有同感，都能理解，而未患者是体会不到也理解不了的。

怎么办？！既然不能再手术了，且我也不会同意再手术，同时我又坚决拒绝进行化疗、放疗（当然肿瘤医院给我分析了利害关系）。经过同志们的推荐和我自己的了解，我下了决心：决定看中医，进行综合治疗。当然中医能否给我有效疗效，我心中也没底，家人也没底，其实包括大夫在内，对我如此严重的病症——绝症（两个原发肿瘤，已经转移，又是晚期），其实也没底。看了几位中医，尽管大夫都有较高的知名度和经验，但都起色不大，而我本人当时也认为就这么回事儿了，活一天，算一天吧！尽管我不惧怕死亡……此时命运出现了转机，天无绝人之路啊！

转机：一位来自加拿大的短期回国大夫（一位朋友的孩子）也不赞成本人做化疗，由于对业内情况的熟悉，他把我推荐到名老中医蒲志孝大夫那里，这个时间是 2014 年 4 月 25 日，距确诊癌变已三个多月了。

第一次诊断，确认了我的选择正确，让我对我的前途开始有了信心，以后逐次的诊断都增加了我向好的力量。例如：我告诉大夫，我9月份有个校庆要参加，和老同学们再见上一面，而我自己没有信心。但大夫告诉我，根据你现在的情况治疗下去，你的希望会实现，没问题，有保证。蒲老敢这样说，是以他精湛的医术做保证的（不要忘记肝癌胃癌转移，一般只有3~7个月的存活期），而说这话时，距离9月份还有4个月呢。我生病以来，经过了不下十几个大小专家、中西医大夫诊疗，没有一个大夫能对我说一句这么确切的话，这不仅使我自己树立了信心，同时也让我对蒲老有了发自内心的信任。

再说一件事，某月某日，我去就医，蒲老上手一搭我的脉，也就几秒钟就停下手来，以一种惊疑的态度问我："你昨天晚上怎么了？"我的确昨天晚上有事，并做了如实的回答。经过此事，不由我不承认蒲老的医术精湛与高明。由此，我对蒲老由信任上升到崇敬。

现在到了8月上旬，蒲老在休假回来的第一次治疗中说我脉象不错，而且用一种不同寻常的高声对我说："你就高高兴兴，愉愉快快地活下去吧"（蒲老平时说话很轻）。这进一步提升了我生存下去的动力，也让我看到了前面的光明。

当我进一步了解到蒲老悬壶济世、救人于危难的某些事迹后，我肃然起敬，在道德人品和医术精湛两个方面都从崇敬得到了升华；当我读到蒲老参与成功抢救李某某将军的事迹后，想到人生能有如此一机遇实在是难得。按信佛的人说，这是上辈子修来的。做为主要人员参与，那可是要极其苛刻的条件的，苛刻到我们一般人想不到，如医术业绩、性格为人、上三代、亲戚朋友、社会关系……都是需要经过严格审查的不可或缺的条件。1972年曾参加抢救陈某某上将的任务，也在蒲老行医救人的业绩中，画上了浓浓的精彩的一笔。

于是我联想到，我能在万千的医生中，遇到这样的名医给我治疗，我还能求其什么？真是万万的幸运！

在结束这篇文章的时候，为说明以上都是真实情况，就简介一下本人经历。本人曾在中国人民解放军军事工程学院（哈军工）任教过多年，然后在国家一级军事标准研究所进行军事技术研究几十年，退休后当顾问，为国家的航空航天和国民经济建设做过贡献，曾被聘任担任国家最高奖——科学技术进步奖和发明奖两项大奖的特邀评审委员，自己也曾获过部级科技奖……说这些只是为了为上述自己的言论负责，都 80 岁的人了，没别的意思了。

山不在高有仙则名，水不在深有龙则灵。

患者：郑某某

2014 年 8 月 22 日

10. 我的怀孕生产情况

2006 年初，我 36 岁，我爱人 40 岁。结婚五年多，一直没要小孩，这一年，我知道不能再耽误下去了，想要一个小孩。

我和我爱人平时工作很忙，经常熬夜加班，身体都不太好。尤其是我爱人，患乙肝小三阳三十多年，虽然近两年在蒲老处吃中药调养，身体渐好，但我还是有些担心。

我查了一些中医关于优生优育的资料，发现一个问题：资料中说，妇女在每月农历十五前后来月经，说明身体阳气足，易受孕。如果在农历初一前后来月经，说明体内阳气亏损，不易受孕。而我正是在每月农历初一来月经（注：此为患者信中表述的观点，不代表本书作者观点）。当时本来工作就忙，又看到这样的情况，觉得成功怀孕的希望不大，就把想生小孩的想法抛了脑后。又过了一个多月，我的身体却出了问题。心跳 160 次/分钟，经常觉得心慌气短、乏力。找蒲老调养，只说了心脏不舒服，没说想生小孩的事（其实当时想的只是赶快把病看好，哪还顾得上生小孩）。蒲老给我号脉，说我肾阳虚，开了些中药。

我刚吃了一周药，身体就感觉明显好转。心跳正常了，心慌气短等症状也没了。尤其让我惊讶的是，吃完蒲老开的中药后，我的月经周期推后了半个月，在农历十七来了月经！这意味着，我的阳气补足了，现在容易受孕了！我们选择了一个中医学中所说的优生日，2006 年 5 月 28 日（农历四月初二）同房，希望能成功受孕，生一个健康的孩子。

之后我就把这件事抛在了脑后，因为还是不太自信，希望越大失望就越大，所以干脆不去想它。我仍然熬夜、加班，直到六月中旬，身体开始有了一些迹象。

先是发现停经，但这时我还是没太在意，因为月经经常会不准。又过了几天，我早上起床觉得腰酸、无力、手指也有些酸胀。我以为自己是太

155

累了。当时我一直在吃蒲老的乙型胶囊，身体出现不适症状后，把胶囊换成了甲型，感觉症状减轻了许多。

又过了一周，还是没来月经。我用验孕试纸一测，发现怀孕了。

这之后我又吃了一段时间蒲老的胶囊，感觉怀孕反应很小，身体状况也很好。

我做孕前检查和生产是在某某大学附属玉泉医院妇产中心，我的主治大夫是西医著名专家马某某教授（我国新式剖宫产手术开创者，原某某医院产科副主任，凤凰卫视《鲁豫有约》嘉宾），在整个怀孕过程中，因我和我爱人年龄都较大，工作又较忙（我在孕期仍一直坚持工作），她对我有诸多担心。但整个怀孕过程中我的身体状况非常好，让她感到很惊讶。

因为身体情况太好了，我们有些放松，坚持工作、加班不说，在生产前一周我还挺着肚子在家里请客，做了一桌菜。

2007年1月29日，我去做产前检查，身体状况良好。中午检查完我们就和朋友一起吃饭直到下午，然后又去购物，晚上回到家又阅读工作稿件，十点多才上床睡觉。

大概是太累了，这天夜里，我提前破水。1月30日，我生下了儿子。顺产，从开始宫缩到生下宝宝只用了不到五个小时的时间。这让妇产中心的医生都非常惊讶，叹为"奇迹"，因为我是初产，而且当时已经满37岁了。

我的预产期本来是2月17日，宝宝出生提前了将近20天，所以体重较轻，只有2.83千克，身长51厘米。给我做产前检查的医生说，如果能在预产期前后出生，宝宝体重大概会在3.5千克左右。

我的宝宝虽然生下来很小，但身体很健康，性格也很好，爱笑，很少哭闹。他很好动，总爱手舞足蹈，手脚都非常有劲。无论是在妇产中心，还是在月子中心（我在月子中心坐月子），护士们都非常喜欢他，是个"小明星"。

从怀孕生产的过程中，我认识到，中医和西医是完全不同的思路。中医把人看成一个整体，我的心脏不舒服，从中医来看是身体整体失调，只不过是反应在心脏上。吃中药调理后，身体大循环正常了，整体状况好了，月经周期自然也好了。

在这里衷心感谢蒲老的精湛医术和高尚医德！

易某

按：文中关于中医优生方面的知识仅代表患者本人观点！该患者体质非常弱，气血两虚，通过给她中药并服用益元胶囊整体调理，使身体有了很大改观，气足摄血能力增强了（所以月经推迟），其家人讲孩子非常聪明，5 岁就能背诵《道德经》，这充分说明妇女在孕前和孕期中的保健非常重要，先天的养护至关重要！后天补救始终不如先天调养。要想生一个健康聪明的宝宝，夫妻二人都应该把身体调养到最好的状态再怀孕。

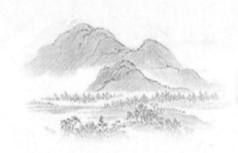

后 记

　　本书旨在系统总结蒲氏中医多年来的临床治疗经验，通过医话、医案、呈现医者对于气机盈缩，内因、外因，阳虚、阴虚等病情的辨证实据及论治时用方用法，活泼圆通之妙。并以论文阐释多年业医之所思所悟，或验证前人的认识，或提出个人的看法以补充前人之不足。

　　家传中医录的撰写始于20世纪70年代，先父在世时的耳提面命十分清晰，先父去世后仅凭回忆。

　　著述大多于20世纪70年代后期及80年代，直至目前。医案及个人体会多写于20世纪90年代及21世纪初。其中有对蒲氏中医的各种看法，反馈的意见也部分收录，有助于大家对蒲氏中医的深入了解。

　　最早参与这项工作的有中国中医科学院眼科医院冯俊教授，石美医师自始至终参与了编审修改等大小事务，以后高东顺医师、蒋晔同志，北京航空航天大学周宁教授，中国中医科学院广安门医院华华医师，四川中医药高等专科学校原书记何正显教授，马明医师等都做出了贡献。

　　陈宇茂医师、蒲永惠医师、蒲永正医师、戴丽都为此书做了工作。

　　由于个人水平有限，难免有这样那样的缺陷，欢迎同道提出宝贵意见。此外还要对本书编辑作出贡献而未刊名在此者一并致谢。

蒲志孝

2018 年 1 月